现代医学超声影像诊断

张慧 王俊菊 董旭 孙广坤 雷丽 李斌可 ◎ 主编

吉林科学技术出版社

图书在版编目（ＣＩＰ）数据

现代医学超声影像诊断 / 张慧等主编. -- 长春：
吉林科学技术出版社，2024. 8. -- ISBN 978-7-5744
-1727-4

Ⅰ. R445.1

中国国家版本馆 CIP 数据核字第 2024ES8152 号

现代医学超声影像诊断

主　　编	张　慧　等
出 版 人	宛　霞
责任编辑	李亚哲
封面设计	温　兮
制　　版	温　兮
幅面尺寸	185mm×260mm
开　　本	16
字　　数	150 千字
印　　张	9.875
印　　数	1~1500 册
版　　次	2024 年8月第1 版
印　　次	2024年10月第1次印刷

出　　版	吉林科学技术出版社
发　　行	吉林科学技术出版社
地　　址	长春市福祉大路5788 号出版大厦A 座
邮　　编	130118
发行部电话/传真	0431-81629529 81629530 81629531
	81629532 81629533 81629534
储运部电话	0431-86059116
编辑部电话	0431-81629510
印　　刷	廊坊市印艺阁数字科技有限公司

书　　号	ISBN 978-7-5744-1727-4
定　　价	58.00元

《现代医学超声影像诊断》

编委会

主　编

张　慧　枣庄市妇幼保健院

王俊菊　滕州市中心人民医院

董　旭　滕州市中心人民医院

孙广坤　聊城市中医医院

雷　丽　山东省聊城市中医医院

李斌可　聊城市中医医院

前　言

　　现代医学超声影像技术是随着自然科学临床医学的发展而发展的。科技的进步促使医学影像设备不断更新换代，相应的新技术也随之诞生，在现代临床诊断、治疗中发挥着举足轻重的作用。因此，如何更好地使用影像学设备、提供更加科学的影像学诊断，是现代医学赋予影像学工作者的重要任务。本书介绍了临床常见影像技术以及临床疾病诊断中的应用，包含心脏、血管、妇产科疾病等超声诊断。本书在编写过程中，以理论结合实践，既介绍了医学超声影像技术，又涵盖了超声影像临床诊断，内容简明，易于掌握，查阅方便，实用性强。

目 录

第一章　心脏疾病

第一节　心肌梗死

心肌梗死是指心肌缺血性坏死，是在冠状动脉病变的基础上，冠状动脉血供急剧减少或中断，使相应的心肌严重而持久的急性缺血所致。临床表现为持久的胸骨后剧烈疼痛、身体发热、白细胞计数和血清心肌酶增高以及心电图进行性改变，可发生心律失常、休克或心力衰竭。

一、急性心肌梗死

（一）病理概述

急性心肌梗死是由冠状动脉粥样硬化、阻塞等使冠状动脉管腔严重狭窄和心肌供血不足，侧支循环未充分建立，致血流中断使心肌严重而持久地急性缺血达 1 小时以上，引起其供血部位心肌缺血、坏死所致。

急性心肌梗死主要出现左心室舒张和收缩功能障碍的一些血流动力学变化，表现为心脏收缩功能减弱，顺应性降低，心肌收缩不协调，左心室压力曲线最大上升速度减低，左心室舒张末期压力增高，舒张和收缩末期容量增多，射血分数减低，心搏量和心排血量下降，心率增快或有心律失常，血压降低，静脉血含氧量降低。心室重构出现心壁增厚改变，心脏扩大和心力衰竭，可发生心源性休克。右心室梗死则表现为右心衰竭的血流动力学变化，右心房压力增高，高于左心室舒张末压，心排血量减低，血压下降。

（二）超声心动图

室壁节段性运动异常，梗死区域室壁运动明显减弱或消失，周边运动减低，与梗死区域相对应室壁运动往往增强。

心肌梗死早期坏死节段心肌回声正常或呈较低回声，室壁厚度亦可无明显改变，但收缩期增厚率明显下降。

梗死区域局部心脏收缩功能下降，整体收缩功能视梗死范围而定，梗死范围较局限，心脏收缩功能正常。梗死范围较广，则常出现收缩功能不全。

左心室舒张功能常异常，当心室顺应性明显下降或左心室舒张功能明显失常时，可呈现限制型左心室舒张功能异常，此时常合并收缩功能不全。

合并右心梗死时，出现右心室相应节段运动异常及右心扩大、右心负荷过重表现。

左心房、左心室常扩大，梗死面积较大时左心室构形可明显改变，可伴二尖瓣轻度至中度反流。

（三）临床意义

超声心动图对急性心肌梗死的定性、定量诊断具有较高的敏感性、特异性和准确性，因其无创、重复性好，所以观察治疗的效果对预后评价有很大价值。

二、陈旧性心肌梗死

心肌梗死后，坏死心肌由于纤维及瘢痕形成、残存心肌肥大等组织学改变引起相应声学改变。

（一）超声心动图

梗死区域结构层次不清，回声增强而不均匀，依据梗死范围可出现点状、条索状、块状强回声，心内膜回声异常明显增强。

梗死区域心肌变薄，常小于 7mm，局部运动减弱或消失；收缩期增厚率明显下降，甚至为零；室壁正常三层结构消失，室壁变薄，此点可认为是较特异性改变。

周边组织回声正常，室壁厚度正常或略增厚。

（二）临床意义

若梗死区很小，瘢痕形成范围小，超声心动图常不易发现；若范围较广，超声心动图可很好识别，并给予评价；若反复发生梗死或多支冠状动脉反复发生缺血，可形成缺血性心肌病。

三、心肌梗死的合并症

1.室壁瘤

（1）真性室壁瘤：发生率占急性心肌死的 15% 左右，梗死区心肌扩张、变薄、坏死、纤维化，85%～95% 心尖部受累。超声心动图表现：①心腔在收缩期和舒张期均有局限性膨出，伴或不伴心外壁的膨出。②瘤壁心肌变薄，与正常心肌相延续（即逐步转为正常心肌）。③室壁运动异常，多呈矛盾运动或运动消失（即收缩性消失）而与正常室壁交界点清楚。④瘤颈宽，其长径不小于瘤腔最大径，瘤体最大径与左心室径之比大于 0.5。⑤彩色多普勒超声可见血流信号自由相通，无加速现象。

超声心动图诊断真性室壁瘤的敏感性为 93%～100%，特异性为 94%～100%，是首选的诊断方法。

（2）假性室壁瘤：是急性心肌梗死后形成血肿，外围由心壁层纤维组织形成（即部分瘤壁没有心肌纤维），有小破口与心腔相通。假性室壁瘤还可见于心脏外伤、心肌脓肿破裂等。超声心动图特点：①心室腔外有较大的无回声腔，多见于心尖侧壁。②瘤体与心脏相通的颈部较窄，小于瘤腔最大径的 40%。③心肌可见突然的连续性中断，该处为瘤壁与心肌间转折点。④彩色多普勒可见血流信号自左心室腔通过中断处进入瘤体，通过瘤颈处出现加速现象。多普勒频谱可见该局部血流速度明显高于左心室腔，进入瘤体后呈湍流频谱。

超声心动图诊断假性室壁瘤准确性高，尤其彩色多普勒在区别真性、假性室壁瘤中起决定性作用。

2.室间隔破裂

室间隔破裂在急性心肌梗死中占 0.5%～1%，75% 破裂在左冠状动脉闭塞所致大面积前壁梗死所涉及心尖间隔部位，多数为 1 个，也可能多个。超声心动图表现：

（1）室间隔瘤的局部变薄，呈矛盾运动或无运动。

（2）室间隔处回声中断，断端不规则（若小于 5mm，常不易发现），断端的形态随心动周期有改变。

（3）彩色多普勒可见血流信号自左心室通过回声中断处分流至右心室，频谱多普勒可见高速过隔血流，在室间隔右室侧呈湍流频谱。

此为获得性室间隔缺损，彩色多普勒为确诊的主要技术，也是极为敏感的技术。

3.乳头肌断裂

（1）断裂的乳头肌呈光团样物连接于二尖瓣的腱索上，随心动周期呈连枷样往返于心室与心房之间。

（2）二尖瓣叶关闭时也随之脱向左心房。

（3）左心房、左心室增大。

（4）彩色多普勒可见中度以上二尖瓣反流。

乳头肌断可引起严重血流动力学改变，左心容量负荷增加，左心衰竭难于纠正，超声心动图可及早做出正确诊断，对临床正确处理十分有利。

4.乳头肌功能不全因乳头肌急性缺血或梗死后引起纤维化。超声心动图表现：

（1）乳头肌回声异常，增粗或回声不均，内见不规则光点、光带回声。

（2）乳头肌运动异常，收缩减弱或无收缩，致使对腱索牵拉力量改变。

（3）二尖瓣或瓣尖下移，致使前后叶关闭对合不到正常位（向心尖方向移位）。

（4）彩色多普勒可见二尖瓣反流信号，急性心肌梗死引起的乳头肌功能不全可随病情改变使二尖瓣反流程度随之变化，亦为重要特征。

超声对乳头肌功能不全诊断有很大的价值，但要确定乳头肌运动程度比较困难。必须指出，在急性心肌梗死稳定后，尤其慢性期，引起二尖瓣关闭不全原因有很多，乳头肌功能不全常常不一定是主要原因，必须确有乳头肌病变诊断才较可靠。

5.附壁血栓形成左心室血栓 2%～6%的心肌梗死患者可发生附壁血栓，在梗死发生 27～72h 即可形成附壁血栓。超声心动图表现：

（1）在心肌梗死的部位，可见附着于室壁瘤形成区的异常回声团块，其基底部较宽（个别也可有蒂），附着部位无活动。

（2）团块回声较低，而且早期比较均匀，不易被发现。病程时间稍长，出现回声不均匀（有凝血块、纤维化等），边界清晰。

（3）多在心尖部、前壁、后壁或室壁瘤瘤体部位。

（4）一般在梗死后 6～10d 即可显示，血栓形成后短期变化较少，经治疗可变小或消失。

超声心动图是发现附壁血栓首选方法，诊断准确，还可作为治疗效果观察、随访、追踪的指标。

6.其他合并症如心包积液、积血、心律失常、心功能不全等。

第二节　先天性心脏病

一、房间隔缺损

先天性心脏病中，心房间隔缺损（ASD）较为常见，发病率约占各类先心病的 18%，女性较男性多见。其病理为胚胎期原始心房间隔的发生、吸收及融合异常，导致左、右心房之间未闭。房间隔缺损可单独存在亦可与其他心血管畸形合并存在。

房间隔缺损分原发孔型和继发孔型，一般房缺是指继发孔型。根据缺损部位不同，房缺分为以下 4 型。

1.中央型又称卵圆孔型位于房间隔中部，相当于卵圆窝位置。此型最常见，约占房缺的 76%。

2.下腔型缺损位于房间隔后下方，与下腔静脉入口相延续，此型约占 12%。

3.上腔型又称静脉窦型位于房间隔后上方，缺损与上腔静脉入口无明显界限，约占 3.5%。

4.混合型兼有上述 2 种以上的巨大房间隔缺损，约占 8.5%。

房间隔缺损的血流动力学改变是心房水平的左向右分流，分流量取决于缺损大小和两房间压力差，导致右心容量过重，右心房、室扩大。严重病例后期可发生肺动脉高压。

患者多无明显症状，伴有肺动脉高压者，可于活动后出现心慌、气短等症状。体检胸骨左缘第2、第3肋间可听到Ⅱ~Ⅲ吹风样收缩期杂音，肺动脉瓣区第二心音分裂。当肺动脉显著扩大，可伴有肺动脉瓣关闭不全的舒张早期杂音。X线检查可见右心房室、肺动脉主干及主要分支均扩大，肺血多。右心导管检查发现心房水平血氧含量高于上、下腔静脉平均血氧含量的1.9%。部分病例心导管可直接进入左心房。

【心脏超声显像】

常规检查心前区、心尖、剑突下各长轴、短轴及四腔切面，测量腔室大小，并观察瓣叶间隔连续活动。切面超声有4个主要切面可显示房间隔缺损：①剑突下四腔切面；②主动脉根部短轴切面；③胸骨旁四腔切面；④心尖四腔切面。

剑突下四腔切面是显示房间隔缺损的最佳切面，可清楚地显示房间隔。检查时探头置于剑突下，声束指向上偏后与皮肤呈15°~30°。显示房间隔后探头前后摆动扫查，房间隔呈细线状回声带，前起于主动脉根部后方，向后逐渐向左至房间隔消失为止。上自房间隔预部下至室间隔交界处，完整地显示房间隔。房间隔中部呈菲薄的低回声光带为卵圆孔。在其他切面图上亦可扫查房间隔，如在心尖及胸骨旁四腔、主动脉根部短轴切面上，但卵圆窝处易出现假性回声失落，应予以注意。

1.心脏切面超声

（1）房间隔局部回声中断：为诊断房间隔缺损的直接征象。房间隔回声带上出现局部回声中断。继发孔型房间隔缺损回声中断多位于房间隔中部。静脉窦型则回声中断位于房间隔顶部。原发孔型缺损则房间隔下部回声中断。

辨认房间隔回声中断的真伪应注意以下要点：

①间隔中部出现可疑回声中断时，应提高仪器灵敏度，房间隔回声增强，卵圆窝处出现细回声为正常。若仍无回声则为缺损存在。

②为避免一个切面的假阳性，应在多个切面上均显示同一中断部位回声。

③缺损处断端回声略增强、增宽。

④缺损处断端在心动周期中左右摆动幅度较明显。

⑤小缺损可做彩色多普勒检测。

缺损口的大小在剑突下四腔或双心房切面测量，缺损口多数在 1cm 以上，大的可达 4～5cm。

（2）右心容量负荷过重

①右心室扩大，四腔切面显示右心房大于左心房，房室间隔呈弧形向左侧房室腔膨出。分流量大者，心室短轴显示正常右心腔新月形或三角形消失而呈半月形。室间隔正常弧度变小甚至呈平直，伴心脏顺时针转位，致右心室完全覆盖在左心室前方。

②三尖瓣环扩大，幅度增强，三尖瓣叶活动幅度大。

③右心室流出道及肺动脉瓣环增宽、搏动增强。肺动脉高压时，可显示肺动脉瓣瓣叶提前关闭，开放时间短。

④室间隔平坦，右心容量负荷严重者，室间隔呈反向运动，与左心室后壁运动同向。

2.M 型超声心动图

（1）房间隔回声连续中断：探头置于第 3～4 肋间显示二尖瓣瓣群后，转动探头使声束逐渐向右下方扫查，显示三尖瓣瓣群，在三尖瓣回声后方为房间隔曲线，>1cm 的房缺可能显示回声中断。

（2）室间隔运动异常：左心室长轴或短轴切面显示室间隔曲线呈两种类型：运动平坦，幅度小，或反向运动（左心室后壁同向运动）。

（3）肺动脉高压：肺动脉瓣曲线 EF 段平坦。A 波消失，伴收缩期瓣叶提前关闭呈 V 形或 W 形。

3.声学造影检查房间隔缺损时，心房水平左向右分流时，于缺损口右侧出现造影剂缺损区，即负性造影，由于左心房内无造影剂的血液进入右心房所致。若伴有肺动脉高压，右心房压升高，可见造影剂经过缺损口进入左心房。少数无肺动脉高压患者，在心动周期中有极少量造影剂进入左心房。

4.心脏多普勒超声

（1）脉冲多普勒：心房水平分流取样容积置于房间隔缺损处，或缺损口右心房侧偏右下，显示左向右分流（正向）湍流频谱，始于收缩早、中期，持续至舒张末期。收缩末期达最大分流速度，分流速度达 40mm/s 以上有诊断意义。肺动脉内收缩期血流速度快。伴肺动脉高压者，多有肺动脉瓣反流。三尖瓣流速增快及流量增大。

（2）彩色多普勒显像：可显示过隔血流，即于四腔切面显示红色（左向右分流）血流穿越房间隔进入右心房，并指向三尖瓣，于收缩中晚期及舒张早期，流速最大，色彩明亮。肺动脉内及三尖瓣口可出现折返色彩血流。

【诊断标准】

1.心脏切面超声多个切面显示房间隔局部回声中断。

2.心脏多普勒超声显示心房水平由左向右分流。

3.常伴有右心容量负荷过重表现，亦可不伴有。

【鉴别诊断】

1.卵圆孔未闭右心房压力增高先天性心脏病常合并卵圆孔未闭，一般不引起两心房间分流。心脏切面超声显示卵圆窝薄膜样回声，上部回声中断或错位，边缘摆动幅度较大。多普勒超声及声学造影无异常发现。

2.肺动脉畸形引流分为部分型和完全型，常合并房间隔缺损。临床症状较单纯房间隔缺损重。完全型者常有发绀与杵状指。超声检查右心容量负荷过重的表现较单纯房间隔缺损重，并与缺损口的大小不相符合。应于四腔切面显示并观察四条肺静脉开口。部分型患者常为右上和（或）右下肺静脉开口于右心房或上腔静脉，只有左侧肺静脉开口于左心房。完全型无肺静脉开口于左心房，于左心房后方发现肺总静脉干。

房间隔缺损一般缺损口较大，常伴有右心容量负荷过重。心脏切面超声对 1.0cm 以上缺损有确诊价值，检出率可达 100%。<1.0cm 的缺损，右心房、心室扩大不明显者，或因仪器分辨力受限，回声显示不清楚者，可做多普勒超声检查。

二、室间隔缺损

室间隔缺损（VSD）是由于胚胎期室间隔发育不全，心室间形成异常通道，产生室水平血流分流，可单独存在，亦可同时并存复杂性心血管畸形。其发病率约占先天性心脏病的 23%。

室间隔缺损常见为 3 种类型：膜部、漏斗部及肌部间隔缺损。其中以膜部间隔缺损为最多见，肌部缺损最少见。各型又分若干亚型。

1.膜部缺损

（1）嵴下型：位于室上嵴下方，紧邻主动脉瓣右叶的右侧部分，缺损常较大，多累及部分室上嵴和膜部。

（2）单纯膜部缺损：局限于膜部间隔的小缺损，四周为纤维组织。

（3）隔瓣下缺损：大部分位于三尖瓣隔瓣下方，其前缘常有部分膜样间隔组织。

2.漏斗部缺损

（1）干下型：又称肺动脉下型，缺损上缘由肺动脉瓣环构成无肌性组织。缺损位于主动脉右冠瓣的左侧缘。部分病例主动脉瓣可能坠入缺损而导致主动脉瓣关闭不全。缺损位置高，由左心室分流入右心室的血液可直接射入主动脉。

（2）嵴内型：位于室上嵴结构内，四周均为肌组织，分流血液射入右心室流入道。

3.肌部缺损位于肌部室间隔的光滑部或小梁化部，位置低，周围均有肌性边缘，可为单发或多发。

室间隔缺损心室水平产生左向右分流。分流量大小及分流方向取决于缺损的大小及两心室的压力差。

小的室间隔缺损，缺损口面积<0.5cm²/m²，左向右分流量小，左心室负荷轻度增高，临床无症状。

缺损口面积为 0.5～1.0cm²/m² 的室间隔缺损，左向右分流量大，肺血流量超过正常 2～3 倍。左心负荷明显增加，肺小动脉痉挛，肺血管阻力增高，伴有内膜和中层增厚，右心室负荷增大。此为低中阻力，大分流状态。

缺损口达 1.0cm²/m² 以上为巨大室间隔缺损。左向右分流量更大，肺血管内膜及中层增厚、硬化、部分阻塞、阻力增高、肺动脉高压、右心室压力增高，左向右分流量逐渐减少，为高阻力、小分流状态。随着病情发展，右心室压力明显升高，接近或超过左心室压力，心室水平出现双向分流，甚至右向左分流，称艾森曼格综合征。

主要症状为劳力性心慌、气短，易患呼吸道感染，严重肺动脉高压时，可有发绀和咯血。可有发育障碍和心前区隆起，胸骨左缘第 3～4 肋间有Ⅲ~Ⅳ级全收缩期杂音伴细震颤。反流量大者，在心尖区有舒张期杂音、肺动脉瓣区第二心音亢进。严重肺动脉高压时，杂音和细颤减弱，肺动脉瓣区有舒张早期杂音。

【超声显像】

室间隔缺损类型多，可发生在室间隔任何部位。心脏超声应采用多个切面、全面扫查室间隔各部分，重点在于寻找室间隔有无回声失落及异常血流。小缺损腔室大小均正常。常见的膜部间隔与漏斗间隔各型缺损均分布在自肺动脉瓣环至三尖瓣隔瓣下，与主动脉右冠瓣有密切关系。心脏超声检查应重点观察以上部位，常用切面为左心室长轴切面、心前区各短轴切面四腔及五腔切面。扫查中应注意识别回声失落伪像。脉冲多普勒应在缺损处或可疑缺损的右心室面取样。彩色多普勒应观察各个切面，以便发现小的缺损。

1.心脏切面超声

（1）室间隔回声中断：二维超声显示缺损处回声连续中断，是诊断室间隔缺损的直接征象，可确定诊断并分类。

各型缺损的显示切面及部位：由于室间隔缺损部位不同，应选用不同切面进行检查。

①漏斗部缺损位置高，偏左上方。在右心室流出道长轴切面及主动脉根部短轴切面偏下方显示。其中干下型缺损在肺动脉瓣环下方、主动脉右冠瓣与左冠瓣交界处。嵴内型缺损位于主动脉短轴切面右冠瓣下方、室上嵴（位于主动脉根部短轴切面）的

左侧。

②膜部间隔缺损中嵴下型缺损在左心室长轴切面上，于主动脉右冠瓣下方、主动脉前壁与室间隔连续中断。主动脉根部短轴切面上位于主动脉右冠瓣前下方偏右、室上嵴的右侧。单纯膜部缺损多为小缺损，显示切面同嵴下型缺损，位置略偏右后方，主动脉根部短轴切面上，位于主动脉右冠瓣与无冠瓣交界处，恰在三尖瓣隔叶根部旁、胸骨旁、心尖及剑突下五腔切面，可显示室间隔与主动脉根部右前壁连续中断。隔瓣下型缺损更偏右后方，在靠近主动脉根部后方的四腔切面显示室间隔上部回声与房间隔连续中断。

③肌部间隔缺损在左心室长轴切面、四腔和五腔切面，以及各短轴均可显示不同部位的肌部间隔缺损。

④室间隔缺损口在收缩末期较舒张末期缩小 20%～50%。同一缺损在不同切面上收缩期缩小程度不一。舒张末期测缺损口的长径与术中测值较为接近。一部位的缺损，应在两个以上切面的相应解剖部位显示回声失落。若更换切面在相应部位无回声失落，多为假阳性。

（2）膜部间隔瘤：采用主动脉根部短轴切面、四腔和五腔切面显示。少数可在左心室长轴切面显示。瘤呈漏斗状、薄壁。基底切面位于室间隔膜部，顶部突入右心室腔，位于三尖瓣隔叶下方。收缩期瘤体膨大，舒张期缩小。

（3）左、右心室容量负荷过重：中等以上室间隔缺损左心室扩大，左心房轻度扩大。在左心室长轴、短轴及四腔切面均可显示左心室扩大室间隔向右膨出、心室壁搏动增强、二尖瓣活动增大，右心室及肺动脉径扩大。

（4）肺动脉高压：肺动脉显著扩大，肺动脉瓣开放时间缩短及瓣叶于收缩中期振动。

2.M 型超声心动图肺动脉高压表现为 M 型显示肺动脉左叶曲线呈 a 波消失，EF 段平坦，收缩期提前关闭，呈 W 形或 V 形。

3.声学造影心室水平右向左分流出现于右心室压力增高，收缩压达左心室压的 2/3

时，与舒张早期有少量造影剂经缺损口进入左心室流出道。右心室压达左心室压的 3/4 时，于舒张早、中期显示心室水平中等量右向左分流。右心室压与左心室压相当或高于左心室压时，全舒张期和（或）收缩期均有右向左分流，大量造影剂进入左心室。心室水平左向右负造影直接观察不易发现，需录像后逐帧回放观察，才能发现。

4.心脏多普勒超声检查

（1）脉冲多普勒：取样容积置于切面超声图回声中断处或其右心室面，可显示收缩期高速正向或双向湍流频谱曲线。小缺损未显示明确回声中断者，取样容积沿室间隔右心室面移动，高速湍流频谱曲线所在部位即为室缺损口。

（2）心脏连续多普勒检查：由于左、右心室收缩期压力差大，室间隔缺损的收缩期左向右分流通常为高速血流，于收缩中期达最高峰。最大血流速度可达 3～5m/s。频谱曲线呈正向或双向单峰形。肺动脉压力测定：应在缺损口左向右射流的最大速度（V）按简化的伯努利方程计算跨隔压差（ΔP）：$\Delta P=4V$，$\Delta P=LVSP-RVSP$。其中，LVSP 与 RVSP 分别为左心室收缩压与右心室收缩压。在无右心室流出道狭窄时，肺动脉收缩压与右心室收缩压一致。无左心室流出道狭窄时，动脉收缩压（BASP）与左心室收缩压近似，动脉收缩压可以代替左心室收缩压。右心室收缩压 $RVSP=BASP-4V$。

（3）心脏彩色多普勒检查：显示红色血流束穿越室间隔缺损口进入右心室或右心室流出道，有助于小的室间隔缺损及多发性室间隔缺损的检出及分型。过室间隔异常血流束的起始宽度与缺损口大小近似。伴肺动脉高压者，可显示水平左向右分流为红色，舒张期右向左分流为蓝色。

【诊断标准】

1.心脏切面超声明：确显示室间隔局部回声中断。可伴有左、右心室容量负荷过重及肺动脉高压表现。

2.心脏切面超声：显示可疑回声中断处，彩色多普勒显示红色。越过室间隔的血流束，或于室间隔右心室面局部显示高速正向湍流频谱曲线。

【鉴别诊断】

动脉导管未闭较干下型室间隔缺损的杂音位置高。伴肺动脉高压者，可能只有收缩期杂音。心脏切面超声表现为左心室容量负荷过重，伴肺动脉主干显著扩大及运动幅度大，可能有较大缺损，同时也可合并动脉导管未闭，检查中注意鉴别。

心脏切面超声检查可显示 3～4mm 或以上的室间隔缺损，可以确定室间隔缺损的类型。对于可疑回声中断的小缺损，彩色多普勒可以迅速、准确地检出。

三、动脉导管未闭

动脉导管未闭为常见的先天性心脏病之一，发病率占先心病的 10%～15%，可单独存在，亦可与其他畸形合并存在。动脉导管为胚胎期主动脉与肺动脉通道，位于主动脉峡部和左肺动脉根部之间。胎儿期动脉导管是正常通道，出生后导管应自动闭合。7 个月的婴儿 95% 以上的导管闭合成动脉韧带。若出生后持续开放，则称为动脉导管未闭。

动脉导管一端起于主动脉峡部小弯侧，与左锁骨下动脉相对。另一端位于左肺动脉根部左上方，接近主动脉分叉处。形态可分为管型、漏斗形与窗形。导管直径差异很大，多数为 5～15mm，长度为 3～5mm。体循环血液经未闭合的动脉导管向肺循环分流形成肺动脉水平左向右分流，分流量的大小取决于导管的粗细与肺循环阻力。左向右分流致肺循环及回心血流增多、肺循环及左心容量负荷过重，血管及心腔扩大。长期的主动脉血流射向肺动脉，致使肺动脉压升高、右心室排血受阻，压力负荷增加使右心室肥厚、扩大。

当肺动脉压接近主动脉压时，产生双向分流（收缩期左向右分流，舒张期右向左分流）或右向左分流。

动脉导管未闭者，仅在较剧烈活动后有心悸、气短。如有右向左分流，则可出现发绀。查体在胸骨左侧第 2～3 肋间听到连续性机器样粗糙杂音，并可扪及细震颤。伴有肺动脉高压者仅有收缩期杂音，肺动脉瓣区第二心音亢进。导管较粗者，血管脉压差增大，甲床下毛细血管搏动，股动脉根部可闻及枪击音。X 线可见肺动脉搏动增强，或伴有肺门舞蹈、肺纹理增多、左心室扩大，可伴有右心室扩大。心导管肺动脉水平血氧含量>0.5 容积以上。若心导管经未闭导管进入降主动脉可确诊。

【超声显像】

1.心脏切面超声操作方法

（1）心脏切面超声：常规检查心前区及心尖区各切面，观察并测量心腔及大血管内径。检出未闭动脉导管及观察分流可采用两个切面。

①胸骨旁心底部短轴切面：显示主动脉长轴左、右肺动脉分叉处及其后方的胸主动脉，观察左肺动脉根部内侧后壁有无回声中断，与后方的胸主动脉有无交通。探头可在原部位转动，左右扫查，便于发现较小的导管。

②小儿可在胸骨上显示主动脉弓长轴切面。转动探头使声束略向左扫查，显示主肺动脉远侧端短轴及主动脉峡部，在左锁骨下动脉开口的对侧略下方寻找有无回声中断及异常通道。

（2）脉冲多普勒取样应置于回声中断处肺动脉侧。彩色血流显像时，探头应在原部位左右扫查，便于发现小导管的细分流束。

（3）伴肺动脉高压时，可采用声学造影，显示左向右分流。

2.超声表现

（1）心脏切面超声表现

①直接显示未闭动脉导管：于主动脉根部短轴显示左右肺动脉分叉处或肺动脉根部有回声中断，并与其后方的胸主动脉相通，可显示导管并对其长度进行测量。

胸骨上主动脉弓长轴切面于左锁骨下动脉对侧（即主动脉峡部小弯侧）或略下方管壁回声中断，并与主动脉远端相通。

②于主肺动脉长轴切面显示：主肺动脉扩大，有时呈瘤样扩张，左、右肺动脉均有扩张伴搏动明显增强。

③左心容量负荷增大：左心房、左心室长轴及四腔切面显示房室间隔向左侧膨出，

室壁及二尖瓣运动幅度增大。

（2）M 型超声心动图：伴肺动脉高压时，可显示肺动脉瓣曲线呈 W 形或 V 形，左心室壁运动幅度明显增大。

（3）多普勒超声

①脉冲多普勒：取样容积置于动脉导管开口处，可显示收缩期、舒张期连续性双向湍流频谱曲线，或全舒张期湍流频谱曲线，表示为小导管或肺动脉高压。一般分流血流多位于主肺动脉外侧部分。肺动脉高压者可能仅显示收缩期湍流频谱曲线，舒张期分流时间缩短。

②彩色多普勒：显示经导管进入主肺动脉的红色血流束沿主肺动脉外侧上行，同时主肺动脉内侧部分为蓝色血流。若主、肺动脉压差大，则出现以舒张期为主的双期、多彩色镶嵌血流伴折返（混叠）血流，直达肺静脉瓣。

（4）声学造影

肺动脉压显著升高者，外周静脉注入造影剂于肺动脉显影后，可经未闭动脉导管进入降主动脉。

【诊断标准】

1.心脏切面超声显示未闭动脉导管为确诊征象，并可伴有不同程度左心容量负荷增加。

2.彩色多普勒显示左向右分流血流，伴有或不伴有左心容量负荷过重表现。

【鉴别诊断】

动脉导管未闭的临床表现、杂音特点及血流动力学改变与以下几种病有相似处，应注意鉴别以下几项。

1.主动脉窦瘤破裂多为突然发病，病程进展快。胸骨左缘可闻及双期粗糙杂音。临床有时误诊为动脉导管未闭。心脏超声检查易发现扩大的主动脉窦突入某心腔，并有破口。脉冲多普勒显示双期湍流频谱曲线。彩色多普勒显示双期多彩血流自瘤口进入某心腔，但不见动脉导管未闭。

2.室间隔缺损合并主动脉瓣关闭不全室间隔缺损干下型及嵴下型常合并主动脉瓣脱垂，主动脉瓣进入缺损口合并主动脉瓣关闭不全。心脏切面超声显示室间隔缺损及主动脉瓣脱垂。多普勒超声显示收缩期室水平左向右分流及舒张期主动脉瓣反流。

3.主—肺间隔缺损为罕见病，即主动脉与肺动脉根部间隔缺损，多伴有严重肺动脉高压，症状重，常有发绀。心脏切面超声可显示主—肺动脉根部间隔缺损，肺动脉搏动显著增强。彩色多普勒可见肺动脉内有多彩的分流血流。

4.冠状动脉心腔瘘即冠状动脉与心腔交通。心脏切面超声显示冠状动脉扩张明显。彩色多普勒于分流心腔内可显示瘘口处喷射多彩镶嵌血流。

四、法洛四联症

法洛四联症在发绀型先天性心脏病中占首位，发病率约占先心病的 12%。其基本病变为肺动脉狭窄、室间隔缺损、主动脉骑跨及右心室肥厚。

1.肺动脉狭窄可表现为单纯肺动脉瓣狭窄或右心室漏斗部狭窄，但多数病例为漏斗部与肺动脉瓣联合狭窄，或伴有肺动脉主干狭窄或闭锁。瓣膜狭窄大多数为二瓣化畸形、交界融合、瓣口狭窄，或为隔膜样瓣叶，中央有小孔。漏斗部狭窄可有两种表现，一为局限型肌肥厚型，即室上嵴、隔束及壁束肌肥厚，构成肌性狭窄。另一为长管型，即右心室漏斗部广泛肌肥厚，呈长管状狭窄。

2.室间隔缺损多为嵴下型缺损，较单纯室间隔缺损大，位置靠前。少数为干下型缺损。

3.主动脉骑跨为主动脉瓣顺时针向右转，并骑跨于室间隔上，圆锥室间隔向右前移位，致主动脉起始于两心室。

4.右心室肥厚为继发性病变。

【超声显像】

取左侧卧位，常规切面观察心腔。重点注意探测主动脉骑跨时，探头垂直于第 3 肋间，声束垂直入射，显示左心室长轴切面。略调整探头位置，使主动脉根部及室间隔交界处位于图像中心，并测量主动脉骑跨率及室间隔缺损大小。

肺动脉狭窄探测漏斗部狭窄时，应在胸骨左缘第3肋间主动脉根部短轴切面，观察并测量前壁及隔束厚度。于室上嵴前方分别测量右心室流出道收缩期与舒张末期径线。若为隔膜型狭窄，应测量膜中心孔大小。若伴有第三心室，应测量舒张末期径。肺动脉及肺动脉瓣狭窄时，需左侧90°卧位或>90°卧位，探头紧贴胸骨缘，声束略向右上倾斜，才能显示肺动脉瓣及主动脉主干及分支。或于剑突下右心室流出道长轴（左心室短轴）切面显示肺动脉瓣。干下型室间隔缺损者，左心室长轴切面不能显示主动脉骑跨时，应先在心底短轴切面找到室缺部位，用通过室缺口的长轴或五腔切面显示骑跨。

1.心脏切面超声

（1）主动脉增宽伴骑跨：左心室长轴切面显示主动脉径明显增宽、前移，右心室流出道变窄、主动脉前壁与室间隔连续中断。室间隔断端位于主动脉前、后壁之间，即主动脉骑跨。于主动脉根部短轴切面显示主动脉径增宽，主、肺动脉关系正常。干下型室间隔缺损者，切面需向左上方移动，或于心尖五腔切面声束向前扫查，可显示骑跨及室间隔缺损。

（2）室间隔缺损：嵴下型缺损在左心室长轴切面显示位于主动脉瓣下，缺损多较大，易于显示。干下型缺损需在主动脉根部短轴切面或右心室流出道长轴切面上显示缺损位于肺动脉瓣下。

（3）右心室肥厚：右心室前壁及游离壁均可有增厚，伴有室腔扩大，在左心室长轴及各短轴切面、四腔面均可显示。

（4）肺动脉狭窄

①漏斗部狭窄：于主动脉根部短轴切面显示如下三型。

局限肌肥厚型：显示室上嵴、隔束、壁束均有肌肥厚。通常在主动脉短轴切面上12点处狭窄最明显。狭窄近侧右心室壁、肌束及室间隔普遍肥厚。狭窄处远侧与肺动脉瓣间扩大形成第三心室。

隔膜型：多于漏斗部显示，一端连于前壁，另一端连接室上嵴附近的线装回声。中央回声中断处为小孔，使漏斗部狭窄，常伴第三心室。

长管型：显示起自肺动脉瓣下整个右心室漏斗部肌肥厚，形成管状狭窄。

②肺动脉瓣叶和（或）瓣环狭窄：于主肺动脉长轴显示肺动脉瓣环变小（成年人<1.6cm，儿童<1.3cm），收缩期瓣叶开放不能贴近血管壁。由于瓣叶开放受限，舒张期与收缩期沿血管长轴方向上、下运动，因此常伴有瓣叶短小、回声增强。可有主肺动脉狭窄后扩张。

③肺动脉主干及左右分支近侧段可能有局限性或普遍狭窄。

④左心房及左心室腔径可变小。二尖瓣形态多正常、幅度小，左心室功能常偏低

2.M 型超声心动图

M 型超声心动图在心前区沿左心室长轴扫查可显示如下。

（1）主动脉前移，右心室流出道变窄。

（2）主动脉前壁与室间隔连续中断。室间隔起于主动脉前后壁之间。

（3）右心室壁增厚及右心室腔大，室间隔增厚。

（4）二尖瓣幅度减小，曲线形态正常。

（5）左心房、左心室腔小，室壁运动幅度小。

3.声学造影

（1）收缩期造影剂自右心室进入主动脉根部。若静息时无造影剂自右心室进入主动脉，可做运动。运动后由右向左分流有助于轻型法洛四联症的诊断。

（2）舒张期有少量造影剂引入左心室流出道。

（3）肺动脉内有造影剂有助于与假性动脉干的鉴别。

4.心脏多普勒超声

（1）脉冲多普勒

取样容积置于室间隔缺损近室间隔断端处显示收缩早期低速左向右分流。收缩中晚期右向左分流频谱曲线。

（2）彩色多普勒

①心尖五腔切面于收缩期显示来自左、右心室的蓝色血流射向主动脉根部。

②左心室长轴切面显示室水平有收缩期左向右红色血流及舒张期右向左蓝色血流。

③肺动脉狭窄经狭窄处血流束变细及其远端多彩湍流。

④若为肺动脉瓣和（或）肺动脉主干闭锁，则其远端无彩色血流。

【诊断标准】

1.主动脉增宽、前移、骑跨。主、肺动脉关系正常。

2.室间隔缺损。

3.肺动脉狭窄、右心室漏斗部狭窄、肺动脉瓣狭窄或两者并存的混合性狭窄。

4.右心室肥厚伴扩大。

【鉴别诊断】

1.永存动脉干为发绀型先天性心脏病。狭窄切面超声左心室长轴切面显示主动脉明显增厚、骑跨。大血管短轴切面显示大血管前方及左侧无右心室流出道及肺动脉。大血管常有 3 个以上瓣叶。

2.右心室双出口心脏切面超声左心室长轴切面显示两大血管发自右心室，或后方血管骑跨。鉴别点为两大血管并列失去正常关系，心底部短轴切面可显示两大血管根部短轴图像。主动脉与二尖瓣之间正常的纤细回声消失，由高回声团块状取代，后者为肌性连续。

五、心内膜垫缺损

心内膜垫是胚胎的结缔组织，参与形成心房间隔、心室间隔的膜部，以及二尖瓣与三尖瓣的瓣叶和腱索。严重的（完全性）心内膜垫缺损形成房室共道永存。最轻的（不完全性）心内膜垫缺损为第一孔未闭型心房间隔缺损伴二尖瓣裂缺，此两者间有一些中间类型。

房室共道永存的患者心房间隔和心室间隔的膜部均有缺损，故形成天缺损。二尖瓣前瓣叶和三尖瓣叶畸形，或二尖瓣与三尖瓣共同形成一个房室瓣，并有房室瓣关闭不全及左心室流出道狭窄。因此，患者不仅由左向右分流，而且还有房室间的反流，甚至造成心房和心室间的交叉分流，如心室舒张期左心房血液流向右心室，收缩期左心室血液流向右心房。缺损甚大或伴有肺循环阻力增高时，可发生双向分流。本病还常有其他畸形，如双侧上腔静脉、肺动脉口狭窄等。临床表现有乏力、发育不良易患呼吸道感染、心力衰竭等，且常伴有先天性痴呆。有肺动脉高压或合并肺动脉口狭窄者尚有发绀。心尖区可有全收缩期响亮而粗糙的吹风样反流型杂音。X线片示心脏普遍增大，以左心室增大为主。如有肺动脉高压，则右心室增大显著。其他变化类似心房间隔缺损。

二维超声心动图显示心脏四腔切面的十字交叉消失，4个心腔均增大，房室瓣呈蓬帆状或分裂状在心室间隔上穿过，或二尖瓣有裂缺并前移，进入左心室流出道，使其狭窄。

【超声显像】

由于心内膜垫发育不全，二尖瓣环的右侧及室间隔向心尖移位。二尖瓣前叶向左心室流出道移位。左心室长轴切面可显示二尖瓣口前移，二尖瓣环与心脏短轴不平行。切面几乎与胸骨长轴平行才能显示二尖瓣短轴切面及二尖瓣前叶裂。胸骨及剑突下四腔切面均可显示房间隔下部及室间隔膜部缺损、二尖瓣和三尖瓣前叶及其附件结构类型特点。

1.心脏切面超声

（1）部分型心内膜垫缺损

①四腔切面显示房间隔下部回声中断。一般在剑突下四腔切面测定其断端间距离。

②二尖瓣水平短轴切面显示二尖瓣前叶于舒张期瓣叶断裂成两部分，断端指向左心室流出道。

③左心室流出道狭窄。

④右心房、右心室、肺动脉扩大。

⑤二尖瓣裂伴有反流者，可有左心房、左心室增大。

（2）完全型心内膜垫缺损

除有上述部分型的表现外，尚有室间隔膜部缺损。3 个亚型的表现如下。

①A 型：在四腔切面显示二尖瓣前叶与三尖瓣隔叶分开，各有腱索附着在缺损的室间隔上端。

②B 型：四腔切面显示二尖瓣前叶与三尖瓣隔叶分开，二尖瓣前叶部分腱索越过室间隔缺损入右心室，附着在右心室异常腱索。

③C 型：二尖瓣前叶及三尖瓣隔叶未分开，即共同房室瓣未分化，呈现背侧与腹侧共同后叶及共同前叶，无腱索相连，在正常心脏十字交叉处（房室间隔与房室瓣形成），结构缺损，4 个心腔互相交通。

2.M 型超声心动图

（1）部分型心内膜垫缺损：M 型心动图扫查可显示如下。

①二尖瓣前叶靠近室间隔。

②舒张期 E 峰贴与室间隔左心室面呈平顶型，尖端消失。

③三尖瓣隔叶 E 峰小，似与二尖瓣曲线相连续。

（2）完全型心内膜垫缺损：M 型沿横轴扫查可显示二尖瓣曲线逐渐前移，越过室间隔缺损进入右心室。

3.声学造影右心房显影后有造影剂越过房间隔下部进入左心房下部及左心室。完全型心内膜垫缺损则右心房显影后，舒张期 4 个心腔均有造影剂。

4.多普勒超声部分型者于四腔切面显示红色血流越过房间隔下部缺损进入右心房下部直指三尖瓣口。伴有二尖瓣裂隙反流者，收缩期起自二尖瓣叶的以蓝色血流进入左心房。完全型心内膜垫缺损者，则分别显示房、室水平的分流血流及房、室瓣的反流束。

【诊断标准】

1.部分型心内膜垫缺损扩大

房间隔下部回声失落，伴有（或不伴有）二尖瓣前叶裂隙，常伴右心房、右心室扩大。

2.完全型心内膜垫缺损

房间隔下部、室间隔膜部缺损及二、三尖瓣分化不全根据瓣叶分化的表现可分为A、B、C 亚型。

【鉴别诊断】

继发孔型房间隔缺损临床表现与部分型心内膜垫缺损相似，心脏切面超声易于区分。继发型者回声中断在中、上部。原发型者房间隔下部缺损，后者较为少见，常伴二尖瓣前叶裂。

第三节　心包疾病

正常心包是一包绕心脏的纤维浆膜囊，分为脏层和壁层，其外为纤维层，脏层为浆膜，覆盖于心脏及其周围大血管表面，其折返回来形成壁层心包，衬于纤维心包内，脏层心包与壁层心包之间有一潜在的腔，即心包腔。心包为心脏提供机械性保护，并起到润滑作用，减少心脏和周围组织的摩擦。正常的心包腔有 10～30ml 液体，起润滑作用以减少脏层与壁层心包表面的摩擦。

心包对心房和心室有重要的血流动力学影响。心包的不可延展性限制了心脏的急性扩张。任何充盈压情况下心室的容积在心包剥除后都大于心包完整时。心包亦有助于两个心室间舒张期的偶联：一个心室的扩张改变了另一个心室的充盈，例如一部分右心室充盈压通过室间隔传递到左心室成为左心室舒张期充盈压。由于这一效应的存在，增加了右心室腔内压，此作用在心脏压塞及缩窄性心包炎的病理生理中非常重要。在较高的心室充盈压时，心室间的相互依赖性更为突出。

在各种心包疾病的诊断及处理中，超声心动图是极其重要的临床工具。二维超声心动图（2D）可识别心包积液、心脏压塞、心包囊肿及心包缺如。在没有超声心动图之前，临床上发现心包积液非常困难，对心包积液的探查是 40 年前心脏超声技术最令人振奋的早期临床应用之一。当需要引流心包积液时，在超声导引下进行心包穿刺引流十分安全。经食管超声心动图（TEE）有助于测量心包厚度。

一、心包积液

【病因及病理生理】

心包腔内液体增多超过 50ml 时，临床上称为心包积液。引起心包积液的疾病种类繁多，原因复杂，既可以原发于心包组织本身，也可以继发于邻近组织脏器，或是全身系统性疾病的表现之一。常见的病因有以下几点。①感染性：病毒性（柯萨奇病毒 A、B，埃可病毒，腺病毒，流感病毒，EB 病毒等），细菌性（肺炎球菌，葡萄球菌，链球菌，结核杆菌等），真菌（组织胞质菌，念珠菌等）及立克次体，螺旋体，支原体，肺吸虫等。②伴其他器官或组织或系统疾病的心包炎：自身免疫性疾病（急性风湿热，类风湿关节炎，系统性红斑狼疮，皮肌炎，硬皮病，心肌梗死后综合征等），过敏性疾病（血清病，过敏性肉芽肿和过敏性肺炎等），邻近器官的疾病（如心肌梗死，主动脉夹层，肺栓塞，胸膜、肺和食管疾病等），内分泌代谢性疾病（如尿毒症，糖尿病，痛风等）。③物理、医源性病因（心脏手术，创伤、放射治疗）。④恶性肿瘤。⑤药物相关性。⑥特发性（非特异性）。

正常心包内压是零或负值。如积聚较多液体时，心包内压力随之升高。当压力达到一定程度时，就会明显妨碍舒张期心脏的扩张，右心回流受阻，体循环严重淤血，左、右心室舒张期充盈受限，心排血量随之下降，收缩压下降，甚至休克。心包积液量对血流动力学的影响程度通常与积液量、积液性质、积液增长速度、心包韧性和心肌功能等因素有关。但心包积液量的大小与心脏压塞症有时不成比例。一般情况下，心脏压塞症出现较快产生的大量心包积液时，但短时间内产生的是较小量积液（200～300ml），心脏不能适应心包腔内压力的突然变化也可引发心脏压塞。若心包积液增加缓慢，即使达到非常大量积液（如 1000ml）也可能不会出现心脏压塞，这是由于心包经代偿性扩张减缓了心包腔压力的上升。

【临床表现】

急性心包炎的大多数病例是特发性心包炎。常常找不到病因或为特发性病因时，最可能是来源于病毒。患者常有胸痛，可向颈、肩和背部放射。仰卧、咳嗽、吸气时加重，常可因体位前倾而缓解。可有发热和肌痛前驱症状。由于胸膜心包疼痛造成浅呼吸从而发生呼吸困难。早期可闻及心包摩擦音，为沙沙、刺耳的高音调高频音，通常较为短暂，一般在心脏收缩期和舒张期都可听到，以在胸骨左缘第3、4肋间最为清晰。心包摩擦音是心包炎的特异体征，渗液出现后将两层心包完全分开，心包摩擦音消失。

心包积液较多或积液迅速增加者，可出现奇脉、颈静脉怒张、呼气时颈静脉扩张（Kussmaul征）、肝大、肝颈静脉回流征、周围静脉压升高和淤血。可有心动过速、血压和脉压差降低、心尖冲动减弱或消失、心浊音界扩大和心音遥远等体征。心脏压塞时可出现面色苍白、发绀、心动过速、血压下降、脉压差缩小和奇脉，晚期出现脉搏无力，甚至休克。

典型的结核性心包炎临床发病呈慢性过程，伴有呼吸困难、发热、寒战和盗汗等非特异性全身症状。充血性心力衰竭较胸痛和心包摩擦音更为常见。

【超声心动图检查】

（一）M型超声心动图

在心底波群可显示右心室流出道前壁与胸壁之间的心包腔内出现无回声的液性暗区。心室波群显示右心室前壁之前与左心室后壁之后心包腔内液性暗区。当心脏压塞明显时，室壁运动减弱，深呼吸时曲线活动可有变化。

心底波群可显示右心室流出道前壁与胸壁之间的心包腔内出现无回声的液性暗区；心室波群显示右心室前壁之前与左心室后壁之后心包腔内液性暗区。

（二）二维超声心动图

心包腔被液体或血液填充导致心包积液，超声上表现为无回声暗区。当心包积液超过25ml时，无回声暗区存在于整个心动周期，更有少量心包积液可于后壁探及，但仅见于收缩期。随着心包积液的增加，心包的活动降低。大量心包积液时心脏在心包腔内"摆动"，这可以解释心脏压塞时心电图（ECG）表现为电交替，但并非所有心脏压塞均可见心脏"摆动"。

左心长轴切面可观察右心室前壁之前、心尖周围及左心室后壁之后一环形带状液性暗区，多数患者左心室后壁之后的暗区较右心室前壁之前为宽。心尖四腔切面可见左、右心室及心尖外缘处环形液性暗区，心底短轴切面可见右心室流出道及肺动脉前有液性暗区环抱心底。剑突下四腔心切面显示右心房及右心室游离壁与膈面间的液性暗区，常为心包穿刺定位切面。大量心包积液时可见心脏悬浮在液性暗区中。

对于心包积液的超声定量目前尚无明确的标准，一般采用无回声区宽度半定量法。少量心包积液通常为积液量<100ml，无回声区舒张期宽度<10mm，仅出现在左心室后壁后方或右心室前壁之前的较小范围的心包腔内。中量心包积液积液量为100～500ml，无回声区舒张期宽度在10～19mm。大量心包积液积液量>500ml，无回声区舒张期宽度在≥20mm，无回声区连续分布于心室后方、前方、外侧和心尖部，并可出现心脏摆动现象。

（三）彩色多普勒血流显像

对心包积液和心脏压塞的诊断，多普勒超声心动图较2D超声心动图更为敏感。心脏压塞的多普勒检查表现依据胸腔内及心腔内血流动力学随呼吸发生特征性变化。正常情况下，吸气时心包腔内压力（即左心房及左心室舒张压）和胸腔内压力（即肺毛细血管楔压）下降程度相同，但是心脏压塞时心包腔内（心腔内）压力下降程度实际上小于胸腔内压力下降的程度，因此，左心室充盈压力梯度随吸气减少。因此二尖瓣开放延迟、等容舒张时间（IVRT）延长和二尖瓣E峰流速下降。

彩色多普勒血流显像对于因室壁与心包贯通引起的心包腔内积血所致的液性暗区有鉴别诊断作用，可在心壁破损处心包腔内显示蓝色或红色的血流束经破口进入心包腔。

（四）心脏压塞

心脏压塞的诊断基于临床和血流动力学变化。心包腔内大量积液或短期内急性形成中量积液，临床多见于胸部外伤、主动脉夹层破裂、心脏介入治疗过程中、心肌梗死室壁破裂穿孔。

心脏压塞时超声心动图的表现主要有以下几点：

1.舒张期右心房壁或右心室壁或两者同时塌陷心脏压塞时，收缩期由于心包腔压力急剧升高，当超过右心房或右心室舒张压时，室壁出现塌陷现象。

2.左心室和右心室内径及容量随呼吸交替变化。

3.跨瓣血流速率在呼吸周期中的明显变化吸气时通过三尖瓣和肺动脉瓣的血流速率增加，而通过二尖瓣和主动脉瓣的血流速率减低，在呼气时则相反。

4.下腔静脉淤血扩张下腔静脉-右心房交界处内径随呼吸变化率<50%，被认为是敏感的超声心动图诊断心脏压塞的指标，但其特异性仅约40%。

（五）超声引导下心包穿刺

尽管心包穿刺引流可挽救生命，但经皮盲穿刺有较高的并发症发生率，包括气胸、心脏壁损伤和死亡。超声引导下进行心包穿刺的成功率显著提高，并发症减少。二维超声心动图可定位最佳穿刺点、确定心包积液的深度，通过确定穿刺点距积液的距离引导心包穿刺，并通过剑下切面观察心包穿刺引流的结果。

一般选择左侧卧位或半卧位，以心尖搏动处或剑突下区最为常用。在穿刺引流过程中需要超声心动图监测引导时，选择不影响无菌区但能够理想显示心包积液的声窗。准确定位穿刺引流针或导管的尖端较为困难，因此需要多切面、多角度观察以帮助判断，必要时可以在探头表面采用无菌塑料套接触穿刺无菌区，也可通过使用振荡盐水声学造影成像确定心包穿刺针的位置，因为振荡盐水声学造影剂在心包内而非右心室内。

并非所有心脏之后的液性暗区均提示心包积液，如左侧胸腔积液、左心房瘤样扩张、心包肿瘤或囊肿，可能会有类似影像的特征，应注意鉴别诊断。

二、缩窄性心包炎

【病因及病理生理】

急性心包炎发生以后，可在心包上留下瘢痕粘连和钙质沉着，常为轻微或局部病变，而心包无明显增厚，不影响心脏功能。部分患者由于心包增厚、炎症、粘连，形成了坚厚的瘢痕组织，心包失去伸缩性，明显地影响心脏收缩舒张功能而成为缩窄性心包炎。

缩窄性心包炎是心包纤维化增厚的结果，常见病因：特发性，感染性疾病（结核、细菌、病毒、真菌、寄生虫），外伤（包括心脏手术），放射，炎症/免疫异常（风湿性关节炎、系统性红斑狼疮、硬皮病、结节病），肿瘤性疾病（乳腺癌、肺癌、淋巴瘤、间皮瘤、黑色素瘤），终末期肾疾病。

缩窄性心包炎时心脏被包裹在坚实的心包内，限制了心脏舒张中晚期的心房和心室的舒张充盈，导致心排血量下降，阻碍静脉回流，引起体循环静脉压增高。心排血量减少可导致水钠潴留，从而增加血容量，使静脉压进一步升高，肺静脉血液回流受阻，呈现肺淤血，肺静脉、肺动脉压力均增高，渐出现右心、左心衰竭的症状和体征。缩窄性心包炎并不少见，但临床上易漏诊，主要原因为其临床表现像其他常见病，没有单独的可靠性高的确诊性检查，因此对收缩功能正常的或可能存在造成心包缩窄的因素的患者均应考虑到本病。

【临床表现】

缩窄性心包炎的早期症状常是隐匿的，可有一些非特异的主诉：如不适、疲劳、运动耐力降低等。随着病情进展，出现一些右心衰竭表现（周围水肿、腹胀、腹水）和左心衰竭的症状（劳力性气急、端坐呼吸和夜间阵发性呼吸困难）。

几乎所有病例都有颈静脉怒张，许多患者有Kussmaul征（吸气时颈静脉更为扩张）。患者血压偏低、脉压变小和静脉压升高。心脏听诊可有心音低钝，偶尔在舒张早期（第二心音后60～120ms）可闻及心包叩击音，心包叩击音具有较高频率，出现稍早于第三心音。由于有胸腔积液，肺部听诊可显示肺底部呼吸音减低。由于右心功能受损引起的中心静脉压升高以及左心功能受损出现的水钠潴留，导致周围水肿。

心电图示肢体导联 QRS 波群低电压、T 波变平或倒置及双峰 P 波。胸部放射线检查可显示心包的钙化，心影呈三角形。心脏 CT 及 MRI 检查发现心包钙化有利于缩窄性心包炎的诊断。

【超声心动图检查】

（一）M 型超声心动图

室间隔运动异常是缩窄性心包炎的特征之一，表现为舒张早期室间隔突然向后运动，舒张中期室间隔运动平直，心房收缩时，室间隔出现突然向前运动。这种室间隔运动的变化是由于右心室早期快速充盈导致室间隔向左心室侧运动，其后由于左、右心室之间的充盈压力进入压力平台期，室壁活动较为平直，最后，由于心房的收缩使右心室充盈增加所致。另外可见舒张早期主动脉根部后壁快速向下运动，舒张中、晚期左心室游离壁运动变平。

部分患者可见心包增厚，呈强回声致密的层状结构，随心动周期活动。

（二）二维超声心动图

双心房明显扩大、双心室内径正常或相对偏小。心包可有不同程度的增厚，回声增强，有时可见钙化、增厚，以左心室后壁、房室沟及心尖部多见，其次为右心室游离壁及左心室侧壁。由于增厚的心包对左心室后壁的限制大于对左心房后壁的限制，左心房后壁能向后扩张，使两者的夹角变小，左心室长轴切面左心房后壁与左心室后壁夹角变小。舒张中晚期室间隔抖动，部分患者可见房间隔抖动。由于中心静脉压增高，下腔静脉及肝静脉增宽，因此下腔静脉内径随呼吸变化率减小。

（三）多普勒超声心动图

吸气时三尖瓣血流 E 峰和肝静脉舒张期前向血流速度增加。呼气时三尖瓣血流 E 峰降低，肝静脉舒张期前向血流速度减低，并产生明显的舒张期反向血流。

脉冲多普勒可显示二尖瓣口血流频谱呈现 E 峰增高，A 峰降低，E/A 比值明显增大。呼吸运动对舒张早期二尖瓣口血流速度有明显影响，吸气开始时 E 峰降低，等容舒张期延长；随着呼气 E 峰又升高，等容舒张期缩短。二尖瓣口 E 峰随呼吸变化率>25%。组织多普勒显像（DTI）显示二尖瓣环 Em（为组织多普勒二尖瓣瓣环运动的峰值速度速度）>8cm/s。

（四）鉴别诊断

慢性缩窄性心包炎应与心肌病、心力衰竭、三尖瓣狭窄等疾病相鉴别，但主要应与限制型心肌病鉴别。

限制型心肌病的临床表现和血流动力学改变与缩窄性心包炎很相似，临床难以鉴别。

1.为建立缩窄性心包炎的诊断，以下两方面血流动力学特点需通过二维或多普勒超声心动图或心导管检查评价。①胸腔内与心腔内压力分离：增厚的或有炎症的心包阻止随呼吸产生的胸腔内压力变化完全传递至心包和心腔内，从而产生左侧充盈压力梯度（肺静脉和左心房间压差）的呼吸性变化。吸气时胸腔内压力下降（通常为3～5mmHg），胸腔内其他结构（如肺静脉、肺毛细血管）的压力下降相类似。这些吸气时压力的变化并不完全传导至心包和心腔内。因此，左心室充盈的驱动压力梯度吸气时迅速减小而呼气时增加。这些特征性血流动力学变化可以通过左心室、肺毛细血管楔压与二尖瓣流入血流速度同步描记反映出来。②过强的心室相互依赖性：因在增厚的或无顺应性（粘连）的心包内心腔的总容量相对固定，使左、右心室舒张期充盈发生相互依赖，因此左心室与右心室的充盈随呼吸呈反向变化。吸气时左心室充盈减少，而右心室充盈增加，结果室间隔向左移动，呼气时左心室充盈压增加，室间隔向右移动，限制右心室充盈。

2.超声心动图可在以下几方面提供参考。

（1）组织多普勒显像（DTI）：二尖瓣间隔瓣环速度是反映心肌松弛的指标，限制型心肌病变时因心肌松弛异常，二尖瓣间隔瓣环速度下降（<7cm/s），而缩窄性心包炎时，二尖瓣瓣环速度尤其是间隔侧瓣环速度正常，甚至是增加的。二尖瓣瓣环运

动速度对诊断缩窄和鉴别心肌病变有较高价值。

（2）二尖瓣流入道血流速度可提示限制性充盈或高充盈压（如 E/A=1.5、减速时间<160ms）。但二者均可出现二尖瓣口血流频谱 E 峰高，A 峰低，E/A 比值>1。缩窄性心包炎时 E/Em（E 为脉冲多普勒二尖瓣血流的峰值速度；Em 为组织多普勒二尖瓣瓣环运动的峰值速度）与肺毛细血管楔压成反比，但心肌病变时 E/Em 与肺毛细血管楔压成正比。另外缩窄性心包炎患者 E 峰随呼吸改变，而限制型心肌病患者，E 峰随呼吸改变不明显。

（3）缩窄性心包炎患者腔静脉的血流速度随呼吸而改变，而限制型心肌病患者不随呼吸而变化。通常缩窄性心包炎患者呼气时肝静脉的舒张期前向血流速度减低，并产生明显的舒张期反向血流。

（4）肺静脉血流频谱对于两者的鉴别具有一定的价值。有研究表明，缩窄性心包炎患者收缩期血流速度与舒张期血流速度大致相等，而限制型心肌病患者舒张期血流速度>收缩期血流速度。

在诊断缩窄性心包炎时，二维和多普勒超声心动图需结合更多的临床经验。

3.超声心动图在诊断缩窄性心包炎时需要注意以下几个问题：

（1）急性心脏扩张、肺栓塞、右心室梗死、胸腔积液和慢性阻塞性肺疾病等疾病也可以有相似的二尖瓣流入血流速度随呼吸变化的特点，应从临床及与二维超声心动图特点方面进行鉴别。

（2）如果合并严重的三尖瓣反流，肝静脉多普勒血流频谱对诊断无意义。

（3）二尖瓣置换术后患者的二尖瓣流入血流速度可随呼吸发生变化，此时肝静脉可以显示特征性的多普勒变化。

（4）若患者出现下壁心肌梗死，即使其有缩窄性心包炎，二尖瓣间隔侧瓣环运动速度也下降，此时多普勒血流可显示呼气时肝静脉有特征性舒张期反向血流可予鉴别。

（5）合并房颤的缩窄性心包炎患者有典型的二维超声心动图特点，无论心动周期的长短，都可能需要较长时间观察多普勒血流速度，才能发现其随呼吸发生的变化规律。此时呼气时肝静脉反向血流是缩窄性心包炎的重要依据。

三、心包先天性畸形

（一）心包囊肿

心包囊肿是心包的良性结构异常，是罕见的心包良性先天性畸形，发病率约1/100000 万，约占纵隔肿瘤的 7%。心包囊肿是心包脏层在胚胎发育过程向外膨出形成的囊性结构，与心包腔不交通，囊壁一般光滑，其内含有较为稀薄的清亮液体。心包囊肿常见于右侧肋膈角，亦可见于左侧肋膈角、肺门和上纵隔。

心包囊肿一般无明显临床症状，但可以压迫心脏，通常是在胸部 X 线检查时偶然发现，表现为肋膈角圆形或类圆形肿块，边界清晰。

超声心动图上心包囊肿表现为心脏外囊性病变，囊壁光滑，有时可见钙化灶，囊腔内为较均匀的无回声暗区，透声一般良好。二维超声心动图有益于心包囊肿与其他实体结构的鉴别，因为前者充满清晰液体而呈现无回声。计算机断层显像或磁共振成像也有特征性表现。经食管超声心动图可以较为准确地观察囊肿与相邻心腔壁的相互关系。

（二）先天性心包缺如

先天性心包缺如非常罕见，男性患病率是女性的 3 倍。通常累及左侧心包。右侧心包的完全缺如少见。部分左侧心包缺如多伴有其他先天性心脏畸形，心包缺如较少引起胸痛、呼吸困难或昏厥等症状。心包缺如时心脏运动范围增大，尤其是左心室后壁。在超声心动图上有类似于右心室容量负荷过重的表现，右心室腔增大，室间隔收缩期矛盾运动，右心室在正常心尖四腔切面图像的中心时应考虑心包缺如。

第二章 妇科的超声诊断

超声因能清晰显示女性盆腔内的结构而成为妇科疾病诊断的重要手段，尤其经阴道超声检查，能清晰显示子宫、卵巢及附件的结构，彩色多普勒在高分辨率二维声像图基础上能显示子宫、卵巢及盆腔病变的血流情况，有助于了解病变的血流状态并进行良、恶性肿块的鉴别诊断。随着超声医学的飞速发展及新技术的应用，尤其是三维超声及超声造影等新的诊治方法的出现，显著提高了妇科疾病诊断的准确性和灵敏性，超声已经成为妇科疾病诊断不可缺少的影像学检查方法。

第一节 盆腔脏器检查方法及正常声像图

一、检查方法

（一）使用仪器

经腹体表扫查时，首选凸阵探头，其次是线阵探头。探头频率多为 3.5～5.0MHz。经阴道超声检查时，多选用端式扫描凸阵探头，频率一般为 5～7.5MHz，角度以 90°～120°为宜。角度大则视野大，但图像质量差；而角度过小则图像质量好，但视野过小。

（二）检查技术

1.经腹体表检查

（1）检查前的准备：为了避免肠道内气体的影响，一般于检查前 1h 饮水 300～500mL，使膀胱适度充盈，必要时可口服或注射利尿剂（呋塞米），使膀胱快速充盈，适度充盈膀胱的标准为以能显示子宫底部为宜，过度充盈则可使子宫位置发生改变，不利于图像分析。

（2）扫查方法：检查时的体位，常规取仰卧位，探头置于下腹部表面进行扫查，局部皮肤涂上适量耦合剂。扫查应按一定的顺序，一般先采用纵切面扫查，以子宫矢状切面为中心，探头缓慢向两侧滑行，同时轻轻变化扫查的角度；然后探头转动90°改为横切面扫查，从上向下或从下向上平行切面连续扫查。根据病变特点及其局部解剖结构，用探头做纵向、横向和多种角度的扫查。

2.经阴道超声检查

（1）检查前的准备：无须充盈膀胱，或使膀胱少量充盈以利于检查时子宫的定位。

（2）检查方法：检查时取膀胱截石位或用枕头垫高臀部有助于显示盆腔前方结构。先将避孕套内放入适量的耦合剂后，套入阴道探头前端，然后在其表面涂以耦合剂。操作者右手持阴道手柄，左手轻轻分开外阴，将探头缓缓放入阴道内直至宫颈表面或阴道穹窿部，转动探头柄可纵向、横向及多方向扫查，并采用倾斜、推拉、旋转等几种基本手法观察子宫、卵巢等盆腔全面情况。如探测脏器部位较高，左手可在腹壁加压，使盆腔器官接近探头。如子宫过度前屈或卵巢位置比较高，让受检者适当抬高臀部将有助于图像显示。因探头与盆腔器官接近，能更好地显示子宫、卵巢及盆腔肿块的细微结构及特征，图像分辨率高。但体积较大的盆腔肿块则不适于经阴道超声检查，另外，对未婚妇女、月经期、阴道畸形、炎症时不应使用本法。

3.经直肠超声检查

对于经腹体表检查图像模糊且不适宜经阴道扫查时，可采用经直肠扫查。探头的准备同经阴道超声检查。检查前嘱患者排空大、小便，取侧卧位，右腿屈曲，左腿半屈曲，将探头放入直肠内后可再转动身体取膀胱截石位或在原体位进行扫查。经直肠检查效果次于经阴道扫查，主要用于未婚女性、老年性阴道萎缩或阴道畸形等。

4.经会阴超声检查

对于外阴部或阴道下段病变可采用经会阴扫查，探头的准备同经腹体表检查。检查时探头表面涂以适量耦合剂，表面套消毒安全套后，将探头置于会阴部扫查。

5.三维超声检查

（1）检查前的准备：经腹体表检查时，适度充盈膀胱，腹部三维容积探头4～7MHz；

经阴道检查时，则需排空膀胱，阴道三维容积探头 5～9MHz。

（2）检查方法：先行常规二维超声检查，观察病变的位置、大小、形态、内部结构、边界及周围关系，测量病变大小，确定拟三维成像的区域，启动三维成像模式自动采集数据。经 2～8s 即获得 A，B，C 三个平面图像，通过多方向旋转调节 X，Y，Z 轴，清晰显示感兴趣区的立体图像，保存之后可反复多次对原始图像进行重建观察。三维超声能清晰显示子宫及内膜形状，有助于子宫发育异常的诊断；能够显示子宫肌瘤的位置、肌瘤与宫腔的关系；明确子宫内膜癌侵犯子宫肌层及宫颈范围，为子宫内膜癌的分期提供证据；亦能够显示节育器的形状、明确节育器的位置。另外，三维容积测量使得卵巢或肿瘤的体积估算更加准确。

二、正常声像图

盆腔内骨性组织显示为强回声，后方伴有声影。肌肉组织显示为低回声，同时有断续的高边缘回声。盆腔内的大血管，即髂外动、静脉及髂内动、静脉显示为管状结构的无回声区，实时超声可显示动脉的搏动。输尿管呈管状无回声结构，有明亮管壁回声，中心为无回声暗带，实时超声检查时常可显示输尿管蠕动。盆腔内的肠管常因气体干扰而显示不清。

（一）正常子宫声像图表现及正常测值

纵切面子宫呈倒梨形，子宫体为实质均质结构，轮廓清晰，内部呈均匀中等回声，子宫腔呈线状高回声，其周围有弱回声的内膜包绕。随月经周期内膜的变化，宫腔回声有相应变化。宫颈回声较宫体稍高，常可见带状的颈管高回声。横切面宫底近三角形，体部呈椭圆形。通过子宫纵切面观察子宫体与子宫颈的夹角，可以判断子宫的倾屈程度。

子宫大小可因年龄和生育史不同而有差异。测量子宫应适度充盈膀胱（以子宫底部能显示为宜），先做纵切面使子宫全貌显示清晰，测量宫体和宫颈的纵径及宫体的前后径，然后进行横向扫查，连续观察子宫横切面，测量子宫的最大横径。

（1）子宫纵径宫底部至宫颈内口的距离为宫体长度。宫颈内口至宫颈外口（阴道内气体强回声光带顶端）的距离为宫颈长度。

（2）子宫前后径纵向扫查时，测量与宫体纵轴相垂直的最大前后距离。

（3）子宫横径横向扫查时，宫底呈三角形，其左右为宫角部位，此时测量子宫横径不准确，故应将探头稍下移，在两侧宫角下缘的子宫横切面呈椭圆形，使子宫侧壁显示清晰时，测其最大横径。

成年未育妇女子宫纵径 7~8cm（包括宫颈），前后径 2~3cm，横径 4~5cm。子宫颈长 2.5~3.0cm。已育妇女的子宫稍大，纵径增加约 1cm，多产妇女增加约 2cm。绝经后子宫萎缩。青春期子宫体约与子宫颈等长，生育期子宫体长约为子宫颈的 2 倍，老年期又为 1∶1。

（二）输卵管、卵巢声像图

输卵管自子宫底蜿蜒伸展，显示为高回声边缘的管状结构，其内径<5mm，一般不易显示。卵巢通常位于子宫体部外上方，常有变异。经阴道扫查在髂内动脉前方容易寻找到卵巢。正常卵巢切面声像图呈扁椭圆形，其内回声略高于子宫回声。正常卵巢大小约为 4cm×3cm×1cm，其内可显示或大或小的无回声区，此为不同发育程度的卵泡声像。

（三）子宫、卵巢在月经周期中声像图的形态学变化

子宫内膜变化是因卵巢的内分泌即雌激素和孕激素作用而出现，排卵前，卵巢以分泌雌激素为主，使内膜发生增殖性变化。在排卵后期，在雌激素、孕激素的联合作用下使子宫内膜发生特殊的分泌性变化。随月经周期子宫内膜发生声像图形态学变化，一般分为以下三期：

（1）月经期（第 1~4 日）由于内膜剥脱，子宫内膜边缘回声不清，子宫腔内常伴有经血形成的小片液性暗区。月经期内膜较薄，厚度为 3~6mm。

（2）增殖期（第 5~14 日）内膜腺体增生，内膜功能层表现为低回声，基底层呈高回声，加上宫腔线的高回声形成"三线"征。

（3）分泌期（第 15～28 日）由于子宫内膜发生分泌反应，内膜由基底层开始逐渐向内膜表面转变成较子宫肌层稍强的回声层，至分泌期内膜厚度可达 10～13mm，内膜全层呈较均质高回声。

绝经期后妇女内膜变薄，小于 6mm。当有异位妊娠时，由于宫腔内蜕膜反应而形成高回声边缘的圆形无回声区（即假孕囊回声）。

卵巢内卵泡的发育和排卵与子宫内膜周期性变化一致。排卵期卵巢体积可增大，其内有卵泡的圆形无回声，大小为 1～2cm。排卵时卵泡位置移向卵巢表面，且一侧无卵巢组织覆盖，并向外突出。排卵后进入黄体期，卵巢内的黄体可较卵泡稍增大，边缘皱缩不规则，内有细弱回声光点。排卵后，由于卵泡破裂，卵泡液流出子宫直肠陷凹内可有少量的液性暗区。

（四）卵泡发育的监测和意义

二维超声目前已成为监测卵泡发育的重要手段，可以根据超声图像的特征，判断有无卵泡发育及是否成熟和排卵，连续的超声检查还能发现一些与激素水平变化不一致的特殊情况，如了解有无未破裂卵泡黄素化等情况。根据超声的图像特征可以判断卵泡的成熟度和是否已排卵。

1.成熟卵泡的特点

①排卵前正常卵泡最大直径范围为 17～24mm。

②卵泡外形饱满，呈圆形或椭圆形，卵泡内呈无回声，边界清晰，壁菲薄。或可见内壁卵丘形成的一金字塔形的高回声。

③卵泡位置移向卵巢表面，且一侧无卵巢组织覆盖，并向外突出。

2.已排卵的指征

①卵泡外形消失或缩小，可同时伴有内壁塌陷。

②缩小的卵泡腔内可见细弱的光点回声，继而卵泡壁增厚，并有较多的高回声，提示早期黄体形成。

③子宫直肠陷凹内有少量液性无回声区，此种情况约占 50%以上。

根据卵泡测值及形态改变，结合尿或血中黄体生成素（LH）测值进行综合分析，有助于提高预测排卵的准确性。月经周期 10 天内卵泡生长速度较慢，每天增长 0.5～1mm，10 天后每天增长 1～2mm，排卵前 3 天每天增长 2～3mm。

需要指出的是，卵泡的大小固然与卵泡的成熟度有密切关系，然而，过度增大的卵泡常会出现卵子老化或闭锁现象，所以在不孕症的治疗中用药物刺激卵泡发育时，既要掌握成熟卵泡的标准，又要防止卵泡过度增大，在适当的时候可以应用绒毛膜促性腺激素（hCG）促使卵泡最后成熟，这样有利于获得比较成熟的卵子。

第二节　子宫疾病的超声诊断

一、子宫肌层的病变

（一）子宫肌瘤

【病理与临床】

子宫肌瘤是女性生殖器官中最常见的良性肿瘤，由平滑肌及纤维结缔组织组成。至少 20%生育年龄妇女有子宫肌瘤。

绝大多数子宫肌瘤长在宫体部，根据其与子宫肌壁的关系分为：①肌壁间肌瘤，占 60%～70%，肌瘤位于子宫肌层内，周围被肌层包绕；②浆膜下肌瘤，占 20%，肌瘤向子宫浆膜面生长，突出于子宫表面，表面仅由子宫浆膜覆盖；③黏膜下肌瘤，占 10%～15%，肌瘤向子宫腔方向生长，突出于子宫腔，表面仅由黏膜层覆盖。各种类型的肌瘤可发生在同一子宫，为多发性子宫肌瘤。肌瘤一般为实质性球形结节，表面光滑，质硬，切面呈灰白色，可见旋涡状结构，周围肌组织受压形成假包膜，包膜中血管供给肌瘤营养。镜下见梭形平滑肌细胞和不等量纤维结缔组织。

当瘤体过大，血供不足时，肌瘤可失去其原有典型结构发生变性。常见的变性有：①玻璃样变：最常见。剖面旋涡状结构消失，由均匀透明样物质取代。②囊性变：玻璃样变后，组织坏死、液化形成一个或多个囊腔，囊内含清澈无色液体，也可凝固成胶冻状。③红色变：多见于妊娠期或产褥期，肌瘤迅速增大，剖面呈红色，质软，旋涡状结构消失。镜下见组织高度水肿，假包膜及瘤体内静脉有栓塞，并有溶血。④钙化：钙盐沉积于瘤体内呈现砂砾状或为一薄的外壳。⑤肉瘤样变：为肌瘤恶变，发生率很低，约 0.4%～0.8%。临床表现为肿瘤在短期内迅速长大，并伴阴道流血。瘤体切面呈灰黄色，脆而软，似生鱼肉状。

子宫肌瘤的临床表现与肌瘤生长部位、生长速度及有无变性等相关，最常见的症状为月经量过多，白带增多；较大的浆膜下肌瘤以下腹部肿块为主要表现；浆膜下肌瘤蒂扭转时可出现急性腹痛；肌瘤红色变时，腹痛剧烈且伴发热；肌瘤压迫症状包括尿频、排尿障碍、便秘、里急后重等。妇科检查显示子宫增大、表面不规则、结节状突起、质硬。

【超声表现】

1.二维超声

（1）子宫增大、形态失常：肌壁间肌瘤和黏膜下肌瘤子宫常均匀增大；浆膜下肌瘤、较大或数目较多的肌间肌瘤常导致子宫不规则增大。

（2）子宫内回声改变。

1）肌壁间肌瘤：子宫肌层内异常回声结节，多呈不均低回声、少数为等回声或强回声，较大的肌瘤多伴后方回声衰减，瘤体与宫壁正常肌层之间界限较清晰。

2）浆膜下肌瘤：子宫肌层内异常回声结节向浆膜下突出，子宫变形，完全突出宫体的浆膜下肌瘤，与宫体仅以一蒂相连。

3）黏膜下肌瘤：内膜下肌层可见低回声结节，突向宫腔，子宫内膜变形或缺损；肌瘤完全突入宫腔时，宫腔内可见实性占位病变，与宫腔内膜之间有裂隙。带蒂的黏膜下肌瘤可以脱垂入宫颈管内，形成宫颈管内实性占位声像。

（3）肌瘤内部回声特征：子宫肌瘤内部回声取决于肌瘤结缔组织纤维含量及有无变性，未变性的肌瘤常见回声类型有以下几种。

1）衰减回声：最常见，肌瘤结缔组织纤维成分较多，单发的大肌瘤常表现为明显衰减回声。

2）旋涡状不均质回声：亦较常见，回声排列旋涡状，多见于中等大小肌瘤。

3）不均质低回声：多见于直径小于2cm的小肌瘤。

（4）肌瘤变性声像：肌瘤发生变性时，瘤体旋涡状结构消失，无明显声衰减，内部回声多样化，囊性变和钙化较具特征性。

1）囊性变：瘤内出现大小不等、形状不规则的不均质低回声或无回声区。

2）红色变：瘤体增大，内部回声偏低，呈细花纹状，无明显衰减，声像图无特异性，需结合妊娠史、局部压痛判断。

3）钙化：瘤体内环状或斑点状强回声，伴后方声衰减。

4）脂肪样变：肌瘤内呈现均质团状高回声。

5）肉瘤变：瘤体增大，边界不清，内部回声减低、杂乱，详见下述。

6）玻璃样变性：肌瘤声像改变无特异性，可表现为瘤内回声减低，不均匀。

2.多普勒超声

（1）CDFI：肌壁间子宫肌瘤周边因有假包膜，瘤周有较丰富环状或半环状血流信号，并呈分支状进入瘤体内部；浆膜下肌瘤可显示来自子宫的供血血管；带蒂的黏膜下肌瘤蒂部可显示来自附着处肌层的供血血管。但大多数肌瘤由于声衰减，仅可显示近场血流信号，难探测到肌瘤内部血流信号，造成瘤内无血流的假象。

（2）频谱多普勒：瘤体周边和内部均可记录到动脉性和静脉性频谱。瘤体内部血流阻力略低，阻力指数在0.50左右。当肌瘤较大或合并感染时，瘤体血供丰富，常可在中心部位记录到与恶性肿瘤相似的低阻力型动脉频谱，RI值可低于0.40。

（3）肌瘤变性时瘤体内彩色血流信号表现较复杂。囊性变、钙化等退行性病变时，瘤体血流信号明显减少，尤其在钙化时，瘤周边及内部均无血流信号。而发生肉瘤变时，瘤内血流异常丰富，最大流速增加，阻力下降，RI值低于0.40。

【鉴别诊断】

1.黏膜下肌瘤与子宫内膜病变鉴别：突出于宫腔的黏膜下肌瘤呈不均质回声，需与子宫内膜病变，如内膜息肉、子宫内膜癌鉴别。鉴别要点为黏膜下肌瘤呈圆形，边界清晰，内膜基底线变形或中断，而内膜息肉内膜基底层清晰、连续。子宫内膜癌的内膜厚度及回声不均，肿物没有明显的边界，CDFI 显示血流较丰富，血流阻力指数低于0.40。

2.带蒂浆膜下肌瘤与卵巢实性肿瘤鉴别：两者均可表现为附件肿块，有时鉴别较困难。若能找到同侧正常卵巢、CDFI 显示瘤体的供血血管来自子宫则有助于诊断浆膜下肌瘤。但是绝经后妇女因卵巢萎缩，常不能扫查到正常卵巢结构，诊断较为困难。

3.肌壁间子宫肌瘤与子宫腺肌瘤鉴别：单一较大的壁间子宫肌瘤有时易与子宫腺肌病混淆。但后者因无假包膜，病灶与周围肌层没有明显界限，病灶内虽彩色血流信号丰富，但无环状血流，呈散在分布，借此可鉴别。

【临床价值】

超声检查被公认为诊断子宫肌瘤的首选方法。经腹壁扫查可以较准确地判断肌瘤部位、大小和数目，较小或位于子宫后壁的肌瘤常需结合阴道超声检查确诊，与腺肌病鉴别困难时多普勒超声有助于诊断。

（二）子宫腺肌病

【病理与临床】

子宫腺肌病是指子宫内膜腺体和间质细胞侵入子宫肌层，常发生于生育年龄妇女。异位内膜在子宫肌层多呈弥漫性生长，累及后壁居多，子宫均匀对称性增大，肌壁增厚、变硬，剖面内见增粗的肌纤维带和微囊腔，腔中偶见陈旧性血液。局灶型子宫腺肌病的子宫内膜在肌层中局限性生长，形成结节或团块，类似肌壁间肌瘤，但无假包膜存在，与周围肌层无明显界限，称为子宫腺肌瘤。少数异位病灶在子宫或宫颈肌层形成出血性囊肿。约 30%患者无症状，有症状者主要症状为进行性痛经、经量增多、经期延长。妇科双合诊子宫球形增大、质硬，经期有压痛，合并盆腔子宫内膜异位症时附件区可扪及囊性包块。

【超声表现】

1.二维超声

根据病灶的分布和回声特征，可以分为弥漫型、前/后壁型和局灶型。

（1）弥漫型：子宫呈球形增大，三个径线之和常大于 15cm，肌层回声普遍增高，呈不均质粗颗粒状，常有栅栏状衰减使子宫肌层回声普遍降低。

（2）前/后壁型：病变局限分布于前壁或后壁肌层，偶见分布于侧壁。以后壁多见，此时子宫呈不对称性增大，宫腔内膜线前移，前壁肌层回声正常，后壁肌层普遍增厚，回声不均、呈栅栏状衰减。

（3）局灶型：子宫腺肌瘤属于此类，子宫不规则增大，局部隆起。病灶呈不均质高回声，伴少许声衰减或呈栅栏状衰减回声，病灶与正常肌层之间没有清晰的边界。

2.多普勒超声

（1）CDFI：病灶处肌层血流信号增多，但由于腺肌病常伴声衰减，不容易显示丰富的血流信号。病灶处肌层血流信号呈星点状、条状散在分布，或呈放射状排列（图 2-16）。局灶型者仅在病灶部位血流信号稍增多，病灶周围肌层血流分布正常。

（2）血流频谱：病灶处的动脉性频谱与子宫动脉各级分支的频谱基本相同，阻力指数常大于 0.50，偶尔可记录到低阻力型动脉频谱，静脉性频谱则较多见。

【鉴别诊断】

1.子宫腺肌瘤与子宫肌瘤鉴别：详见前述。

2.前或后壁型腺肌病与巨大子宫肌瘤鉴别：鉴别要点是仔细寻找病灶周围有无正常肌层，子宫肌瘤常在病灶周围扫查到正常肌层。

3.子宫腺肌病合并感染时与子宫肉瘤鉴别：子宫腺肌病合并感染时病灶内血流异常丰富，而子宫肉瘤也表现为肌层内边界不清病灶，血流异常丰富，两者鉴别需结合病史、诊断性刮宫，必要时行超声引导穿刺活检辅助诊断。

【临床价值】

大部分子宫腺肌病病情轻，无临床症状或仅表现轻微痛经，子宫病变轻微，声像改变没有特征性，可仅为肌层回声稍不均匀，因此子宫腺肌病的漏诊率较高。对此病的超声诊断应重视病史，有进行性痛经的病例可适当放宽诊断标准。

（三）子宫肉瘤

【病理与临床】

子宫肉瘤来源于子宫肌层、肌层内的结缔组织和内膜间质，也可继发于子宫平滑肌瘤。少见，恶性度高，多见于围绝经期妇女。根据其组织来源，主要有子宫平滑肌肉瘤、子宫内膜间质肉瘤及上皮和间叶混合性肉瘤恶性中胚叶混合瘤。肉瘤质地柔软，切面呈鱼肉状，灰黄或粉红色，大多数瘤中心有坏死。平滑肌肉瘤瘤体与周围组织境界不清，其他类型瘤体大多突入宫腔，基底部向肌层浸润。患者常有不规则阴道流血，脓性分泌物，下腹肿块迅速增大，晚期出现周围组织压迫症状。妇科检查子宫增大质软，宫颈口赘生物呈黯红色，易出血。

【超声表现】

1.二维超声

（1）子宫肌瘤肉瘤变：原有的肌瘤短期内迅速增大，与周围肌层分界不清，假包膜消失，瘤内为不均质高或低回声或出现不规则液性暗区。

（2）内膜间质肉瘤：表现为宫腔内实性结节，呈不均质高或低回声，边界部分清、部分不清，有时瘤内坏死出现不规则无回声区。

2.多普勒超声

瘤内血流丰富，呈散在点状、网状或条状分布，但瘤体中央坏死形成无血管区时，周边丰富血流呈环状。频谱多普勒可录及高流速、低阻力（RI 小于 0.4）的动脉频谱。

【鉴别诊断】

根据子宫肉瘤生长部位的不同，主要与壁间子宫肌瘤和黏膜下子宫肌瘤鉴别，特别是肌瘤变性，但前者与肌层分界不清，且 CDFI 检查血流丰富。但是当肉瘤早期无任何症状和声像改变时，诊断很困难，结合多普勒超声可能有助于诊断。

【临床价值】

目前超声检查对子宫肉瘤的诊断无特异性，术前正确诊断率很低，主要是由于其生长部位和病变的特征与子宫肌瘤、子宫内膜癌极为相似，需靠手术病理确诊。由于发病率低，早期超声表现无特异性，对此病的警惕是正确诊断的关键。

二、子宫内膜的病变

（一）子宫内膜息肉

【病理与临床】

子宫内膜息肉是由于子宫内膜腺体和纤维间质局限性增生隆起而形成的一种带蒂的瘤样病变。质软，可变形，表面光滑，呈粉红色，单个或多个，大小不等，也可继发出血、坏死，带蒂息肉可脱出至宫颈口外。患者月经量增多，月经期延长，淋漓不尽，白带增多，亦可无症状。

【超声表现】

1.二维超声单发息肉表现为宫腔内不均匀增强回声团，呈水滴状，与正常内膜间界限清晰；当息肉囊性变时，中部可见无回声区。多发内膜息肉表现为子宫内膜增厚，回声不均，仔细辨认可发现内有不规则团簇状高回声斑，与正常内膜界限模糊。子宫内膜基底层与肌层分界清楚，无中断。

2.多普勒超声子宫肌层血流信号无异常改变,少数病例可在息肉蒂部显示点状或短条状血流信号，并可记录到中等阻力（RI>0.40）动脉血流频谱以及低流速静脉血流频谱。

【鉴别诊断】

1.黏膜下子宫肌瘤鉴别要点：一是肌瘤形状圆，而息肉为水滴状；二是肌瘤多有声衰减；三是黏膜下肌瘤可致内膜基底线变形或中断。

2.子宫内膜增生症双侧内膜呈对称性增厚，宫腔线居中。

3.子宫内膜癌：详见后述。

【临床价值】

经阴道扫查可以清晰观察内膜的细微变化，对内膜息肉的检出有较高敏感性及可信度，确诊需靠宫腔镜检查或刮宫病理检查。

（二）子宫内膜增生症

【病理与临床】

子宫内膜增生症是由于子宫内膜受雌激素持续作用而无孕激素拮抗，发生不同程度的增生性改变，多见于青春期和更年期。大体病理子宫内膜呈灰白色或淡黄色，表面平坦或呈息肉状突起，可伴有水肿，切面有时可见扩张的腺体形成的囊隙。根据国际妇科病理协会（ISGP，1998）按子宫内膜增殖程度的不同分为单纯增生、复杂增生及不典型增生 3 类。最常见症状为不规则子宫出血、月经过频或月经周期紊乱、经期缩短或明显延长、月经量增多伴贫血症状以及绝经后子宫出血。

【超声表现】

1.二维超声

（1）子宫内膜增厚：子宫内膜增厚，绝经前妇女子宫内膜厚度超过 12mm，绝经期妇女内膜厚度超过 5mm。

（2）子宫内膜回声：子宫内膜回声可表现为均匀高回声、多个小无回声区和（或）不均质斑块状回声。

（3）子宫内膜癌：详见下述。

（4）内膜基底层回声：内膜外形轮廓规整，内膜基底层与子宫肌层分界清晰。内膜周边有时可见低回声晕，是内膜与肌壁的连接带。

（5）多数伴有单侧或双侧卵巢增大或卵巢内潴留囊肿。

2.多普勒超声

轻度子宫内膜增生时内膜内偶见星点状血流信号，难以探测到血流频谱，但重度增生时，内膜内可见条状血流信号，记录到中等阻力动脉频谱，RI 值在 0.50 左右。

【鉴别诊断】

子宫内膜息肉：内膜息肉病灶呈团状、水滴状，内膜形态不对称或宫腔线偏移。内膜增生呈不均斑块状回声时与内膜多发息肉鉴别困难，需行诊断性刮宫确诊。

超声检查可以了解子宫内膜的厚度及其回声有无异常，但确诊需病理活检。超声检查还可以协助随访。

（三）子宫内膜癌

【病理与临床】

子宫内膜癌是发生于子宫内膜的一组上皮性恶性肿瘤，以来源于子宫内膜腺体的腺癌最常见。为女性生殖系统常见三大恶性肿瘤之一。子宫内膜癌可分为雌激素依赖型或非雌激素依赖型。子宫内膜癌生长较缓慢，局限在内膜的时间长，转移途径主要为直接蔓延和淋巴转移。

Ⅰ期癌局限在子宫内膜，Ⅱ期累及宫颈，Ⅲ期癌侵犯子宫浆膜和（或）附件，Ⅳ期癌侵犯膀胱、直肠及远处转移。大体病理分为局限型和弥散型。局限型肿瘤仅累及部分子宫内膜，多见于宫腔底部或宫角部，病灶小，呈息肉状或菜花状，易侵犯肌层。弥漫型肿瘤累及大部分甚至整个宫腔的内膜，并突向宫腔，表面有出血、坏死及溃疡形成。晚期病灶可侵及深肌层及宫颈。临床表现包括不规则子宫出血、绝经后子宫出血、阴道排液、白带增多，晚期出现下腹痛及全身症状。妇科检查早期无明显异常，晚期可扪及子宫增大变形或盆腔内不规则肿物。

【超声表现】

1.二维超声早期仅表现为内膜稍增厚，回声均匀，无法与内膜增生症鉴别，需根据病史和诊断性刮宫诊断。随病情的发展，子宫内膜明显增厚，呈局灶性或弥漫性高低不均杂乱回声。当病变累及宫颈或癌肿脱入宫颈管引起阻塞时，可出现宫腔积液，表现为宫腔线分离，腔内见液性暗区及散在弱回声。

病变累及肌层时，局部内膜与肌层界限不清，局部肌层呈低而不均匀回声，与周围正常肌层无明显界限。肌层受侵范围较大时，肌层增厚肥大，肌层回声普遍降低而不均匀，无法辨认子宫内膜及肌层正常结构。

病变累及宫颈时，可出现宫颈肥大或变形，宫颈回声杂乱，宫颈管结构不清，较大范围的侵犯难以辨别癌肿原发于宫颈或是宫体。

内膜癌晚期，肿瘤向子宫体外侵犯、转移，可在宫旁出现混合性低回声肿块，与卵巢腺癌声像相似，容易误诊为卵巢癌。

2.多普勒超声子宫内膜内或内膜基底层可显示条状、短棒状或点状彩色血流信号。肌层侵犯时，受累肌层局部血流信号增多，血供丰富。子宫内膜内、内膜基底部以及受累肌层处可检测到极低阻力型动脉血流频谱，舒张期成分丰富，阻力指数低于 0.40，大多低至 0.35 以下，血流的收缩期峰值流速常高于 20cm/s，甚至达 40cm/s 以上。

【鉴别诊断】

（1）局限型子宫内膜癌与子宫内膜息肉鉴别：鉴别要点：一是观察病灶与正常内膜界限是否清晰，内膜息肉界限清晰，而内膜癌界限不清；二是观察内膜基底层是否清晰，内膜息肉内膜基底层完整，内膜与局部肌层分界清晰，而内膜癌常有肌层浸润，内膜基底层分界不清；三是病灶内是否显示异常血流信号及检测到低阻力型动脉频谱，内膜息肉血流信号稀少，无低阻力型血流频谱。

（2）弥漫型子宫内膜癌与子宫内膜增生症鉴别：鉴别依据一是观察内膜回声是否均匀，内膜增生症内膜呈均匀性增厚，内膜癌回声杂乱、强弱不均；二是内膜基底线是否清晰，内膜癌累及肌层时，与肌层分界不清；三是内膜及肌层是否有丰富血流信号，特别是有无低阻力血流频谱，内膜癌血流丰富，容易记录到极低阻力的动脉血流频谱。但早期癌变难以鉴别，需结合诊刮病理检查。

（3）子宫内膜癌与子宫肉瘤鉴别：多数情况下子宫肉瘤发生于肌层，子宫内膜间质肉瘤则可发生于内膜，此时鉴别诊断需依赖病理检查。

【临床价值】

超声检查目前还很难诊断早期子宫内膜癌，需结合病史及诊刮病理检查。而对于中晚期子宫内膜癌，根据内膜声像特征及血流动力学信息，可以做出较准确诊断。经阴道超声检查对判断内膜癌肌层浸润深度及宫颈受累情况的准确率亦较高。但由于阴道超声探头穿透力有限，对巨大晚期癌肿及癌肿远处侵犯或转移的病灶显示不清，或因病灶超出扫查范围而漏诊，此时结合经腹壁扫查可获得较完整准确的诊断信息。彩超观察局部血流改变有助于判断肌层侵犯及其程度。

三、宫颈癌

【病理与临床】

宫颈癌是最常见的妇科恶性肿瘤，好发于宫颈管柱状上皮与鳞状上皮的移行区处。宫颈浸润癌大体病理可观察到 4 种类型：外生型、内生型、溃疡型和颈管型。前三种类型常向阴道穹窿部蔓延，在阴道窥器检查时容易观察；后一种类型病灶发生于宫颈管处，常向上累及宫体，阴道窥器无法观察，需经阴道超声辅助诊断。早期宫颈癌常无症状，宫颈浸润癌主要症状和体征有：接触性阴道流血、阴道排液；癌肿侵犯周围组织可出现继发症状如尿道刺激征、大便异常、肾盂积水、肾功能不全等。

【超声表现】

宫颈癌早期病灶较小，宫颈形态、宫颈管梭形结构仍正常，无论经腹壁还是经阴道超声检查对诊断意义不大。而肿瘤增大造成宫颈形态学的改变时，经阴道超声结合多普勒超声检查可发现病灶及判断病变范围。

1.二维超声

（1）外生型宫颈癌：宫颈增大，宫颈形态不规则，宫颈外口处可见实性不均质低回声肿块。

（2）内生型宫颈癌：宫颈增大，宫颈管结构消失，宫颈局部呈不均质实性低回声。也可因癌肿呈弥漫性生长而表现为宫颈管内膜弥漫性增厚。

（3）宫颈癌：宫体浸润时，子宫下段内膜、肌层与宫颈界限不清，宫体正常结构难辨。

（4）宫颈癌宫旁侵犯：膀胱侵犯时，宫颈实性低回声肿块突向膀胱，膀胱后壁连续性中断，肿块增大压迫输尿管时可出现输尿管扩张及肾盂积水声像；肿块向后或向宫旁生长时，宫颈结构杂乱，盆腔内器官结构关系混乱不清。

2.多普勒超声正常的宫颈组织内血流信号较少，宫颈癌时宫颈肿块内部血流信号增多，呈散在条状、分支状，可记录到低阻力型动脉频谱，RI<0.40。

【鉴别诊断】

宫颈癌与子宫颈肌瘤鉴别：宫颈肌瘤病灶边界较清，其内回声有不同程度衰减，其边缘可探及环状血流信号。宫颈癌病灶边界不清，形状不规则，宫颈管结构模糊，其内血流呈散在条状、分支状，可记录到低阻力血流频谱。

【临床价值】

超声检查对外生型宫颈癌的定性诊断价值不大，常在妇科阴道窥器检查发现宫颈病变后才有声像图的改变，图像改变也无特异性；但对部分颈管型宫颈癌，经阴道超声结合彩色多普勒超声能够提供宫颈管病变的信息，对早期诊断起重要的作用；对病理确诊宫颈癌的病例，超声检查可初步判断盆腔器官有无浸润，但对浸润范围的判断较困难，此时磁共振检查有较大优势。

四、子宫发育异常

先天性子宫发育异常是生殖器官畸形中最常见的一种。双侧副中肾管在演化过程中，受到某些因素的干扰和影响，可在演化过程的不同阶段停止发育而形成各种发育异常的子宫。

（一）子宫发育异常的常见类型

1.副中肾管发育不良所致的畸形

（1）双侧副中肾管发育不良所致的畸形

①先天性无子宫：由双侧副中肾管完全未发育所致。无子宫，双卵巢可发育正常。

②始基子宫：由双侧副中肾管融合后不久即停止发育所致。子宫小，宫体厚度<1.0cm，无子宫内膜，双卵巢可发育。

③幼稚子宫：由双侧副中肾管融合后在子宫发育至正常之前停止发育所致。子宫各径线小于正常，宫颈相对较长。

（2）一侧副中肾管发育不良所致的畸形单角子宫，即由一侧副中肾管停止发育，而另一侧发育完全所致。停止发育的一侧可形成残角子宫。

2.副中肾管融合不良所致的畸形

（1）双侧副中肾管完全未融合所致的畸形双子宫，全段副中肾管未融合，形成完全分离的两个宫体、两个宫颈及两条阴道。

（2）双侧副中肾管未完全融合所致的畸形双角子宫，双侧宫角分离在宫颈内口处为完全双角子宫，分离在宫颈内口之上的任何部位为不完全双角子宫。

3.双侧副中肾管融合后中隔吸收不良所致的畸形

双侧副中肾管融合后中隔吸收不良形成完全纵隔或不完全纵隔子宫。完全纵隔子宫，子宫纵隔达宫颈内口或外口；不完全纵隔子宫，纵隔终止于宫颈内口之上。

（二）临床表现

有些子宫发育异常患者可无临床症状，先天性无子宫或始基子宫患者青春期后无月经。幼稚子宫可有月经稀少或初潮延迟。双子宫、双角子宫患者可出现月经量过多及经期持续时间延长。子宫发育异常也常常是不孕、流产或难产的主要原因。

（三）超声声像图

（1）先天性无子宫：在盆腔内探测不到子宫声像，有时可见双侧卵巢回声。

（2）始基子宫：子宫很小，呈条索状低回声，宫体宫颈结构不清，无宫腔线和内膜回声，可见双侧卵巢回声。

（3）幼稚子宫：膀胱后方可显示子宫声像，但各径线均小，其前后径<2cm，宫颈相对较长，子宫体与子宫颈比例为1∶1或2∶3。

（4）单角子宫：单角子宫呈牛角形，在发育完好的一侧可探及正常卵巢回声。子宫的另一侧可有中空或实性的条状物，可与子宫腔相通或不通。

（5）双子宫：盆腔内探及两个子宫体，可分别看到子宫内膜回声。横切面两个内膜之间有间距，两个子宫体左右对称，子宫颈较正常增宽，可见两个宫颈管回声。

（6）双角子宫：横切扫查近宫底部内膜呈"蝶翅"样表现，子宫底部外缘凹陷呈双角。由宫底向宫体连续扫查时，见两侧内膜逐渐汇聚到一处。

（7）纵隔子宫：子宫大小外形正常，宫底横径较宽，三维超声冠状切面内膜呈"V"形为完全纵隔，呈"Y"形为不完全纵隔。

（四）鉴别诊断

子宫发育异常中双子宫及双角子宫应与卵巢肿瘤、浆膜下子宫肌瘤及附件其他肿块相鉴别。主要鉴别方法是观察两者的位置关系，以及有无子宫内膜回声。

女性生殖器官在胚胎发育过程中若受到某些内在或外来因素的干扰均可导致发育异常。其中最常见的是副中肾管发育异常，导致子宫、宫颈畸形。因副中肾管发育不全所致的异常包括先天性无子宫、始基子宫、子宫发育不良、单角子宫、残角子宫等；因副中肾管融合障碍所致的异常包括双子宫、双角子宫、纵隔子宫等。

（五）子宫未发育或发育不全

【病理与临床】

1.先天性无子宫为两侧副中肾管中、下段未发育所致，伴有阴道发育不全，可有正常输卵管、卵巢。临床表现为原发性闭经，第二性征和乳房可发育正常。

2.始基子宫为两侧副中肾管会合后不久即停止发育所致，子宫极小，无宫腔。临床表现为原发性闭经。

3.子宫发育不良又称幼稚子宫，系两侧副中肾管会合后短时间内即停止发育所致。子宫较正常小，宫颈相对较长，宫体与宫颈之比为 1：1 或 2：3。临床表现为初潮延期或月经量过少、不孕。

【超声表现】

1.先天性无子宫在适度充盈膀胱的情况下，在膀胱后方无论是纵切还是横切均不能显示子宫声像。有时在膀胱两侧可见卵巢结构。

2.始基子宫很小，在膀胱后方呈条索状肌性结构回声，难辨宫体宫颈结构，无宫腔线和内膜回声，可见卵巢结构。

3.子宫发育不良子宫细小，宫体与宫颈之比为 2：3 或 1：1，可显示宫腔线和内膜回声，可见正常卵巢结构。

【鉴别诊断】

在阴道上方的肌性结构需仔细辨别有无子宫内膜以分辨始基子宫还是子宫发育不良，准确诊断有助于预后的判断。

【临床价值】

超声检查能够准确诊断子宫未发育或发育不全，有助于判定原发性闭经的原因及确定有无生育功能。

（六）子宫畸形

【病理与临床】

1.单角子宫

系一侧副中肾管发育，而另一侧完全没有发育所形成，未发育侧输卵管缺如，卵巢有时存在。临床上常表现为不孕症、习惯性流产，若怀孕可出现胎儿宫内发育迟缓、臀位、胎膜早破、早产等。

2.残角子宫

一侧副中肾管发育，另一侧副中肾管发育不全所致，可伴该侧泌尿系发育畸形。残角子宫根据有无内膜腔及内膜腔是否与对侧正常子宫腔相通分为不同类型，临床表现复杂。无内膜型和有内膜相通型平时无明显临床症状，有内膜不相通型则在月经初潮后出现周期性一侧下腹痛，易发展为腺肌病、子宫内膜异位囊肿，常伴不孕。若妊娠发生在残角子宫内，至中期妊娠可突然发生破裂而出现典型的宫外孕破裂症状，严重时危及生命。

3.双子宫

系因两侧副中肾管完全未融合，各自发育形成两个宫体、宫颈，各有单一的输卵管和卵巢。患者可有流产、早产、胎位异常等临床表现。

4.双角子宫和鞍形子宫

子宫底部融合不全呈双角者称双角子宫；子宫底部稍下陷呈鞍状为鞍状子宫。双角子宫一般无症状，容易发生流产、早产及胎位异常。

5.纵隔子宫

因双侧副中肾管融合后，中隔吸收受阻，形成不同程度的中隔，中隔由宫底到宫颈内口或外口为完全中隔子宫；中隔止于宫颈以上任何部位为不全中隔子宫。易发生流产、早产和胎位不正，产后胎盘可能粘连在膈上，造成胎盘滞留。

【超声表现】

1.单角子宫

子宫外形呈梭形，向一侧稍弯曲，横径较小，宫底横切面仅见一侧宫角，宫腔内膜呈管状，同侧可见正常卵巢。

2.残角子宫

（1）无内膜型残角子宫：声像表现不典型，仅表现为单角状子宫的一侧有肌性结构向外突出，需与浆膜下子宫肌瘤鉴别，后者伴声衰减。

（2）有内膜型残角子宫：可见一侧单角状子宫的一侧见肌性突起，其回声与子宫肌层回声相同，中央显示内膜回声。若在残角的内膜与发育侧子宫内膜之间扫查有相连则为相通型；若无相连，则为有内膜不相通型。

（3）残角子宫妊娠时，在发育侧子宫一侧上方见一内含胎儿的圆形包块（图2-28），周围可见肌层回声。诊断残角子宫妊娠应具备两点，一是妊娠囊周围有正常肌层结构，二是妊娠囊周围内膜层与正常宫颈管不相连。

3.双子宫

在连续多个的矢状切面上，可先后显示两个子宫。横行扫查时，在宫底、宫体水平均见两个子宫中间有间隙，两侧子宫内分别见宫内膜回声；宫颈水平见一横径较宽的宫颈，有两个宫颈管回声；阴道水平见一横径较宽、内有两条气线的阴道。两子宫大小相近或其中之一稍大。

4.双角子宫

矢状切面连续移行扫查时，其宫底部有间隙；子宫底部水平横切面呈蝶状或分叶状，为两个子宫角，两角内分别可见宫内膜回声，宫体下段、宫颈水平横切面表现无异常。

5.纵隔子宫

子宫外形正常，但宫底横径较宽，宫底水平横切面显示宫内中部纵隔，回声较肌层稍低，其两侧各有一梭形宫内膜回声。三维超声子宫冠状切面成像显示宫内膜腔呈V形，纵隔达宫颈内口下方，则为完全纵隔子宫；部分纵隔一直延续到宫颈管，为双宫颈管完全纵隔畸形；内膜腔呈Y形时，纵隔位于宫颈内口上方，为不完全纵隔子宫。

【鉴别诊断】

各类型子宫畸形需仔细辨别，详细的诊断信息对于临床处理起重要指导作用。

五、子宫肌瘤

子宫肌瘤是女性生殖器中最常见的良性肿瘤，多发于30～50岁妇女。子宫肌瘤是由于雌激素刺激引起的子宫平滑肌的良性肿物，是非孕期子宫增大最常见的原因。

（一）病理和分类

子宫肌瘤切面呈灰白色，可见旋涡状或编织状结构。镜下肌瘤主要由梭形平滑肌细胞和纤维结缔组织构成。肌瘤质地较子宫肌层硬，压迫周围肌纤维形成假包膜。包膜与肌瘤间的连接疏松，易于分离。当子宫肌瘤瘤体过大，血供不足时，肌瘤即易发生变性。

子宫肌瘤按生长部位分为宫体肌瘤（约90%）和宫颈肌瘤（约10%）。按肌瘤与子宫壁的关系分为。

①肌壁间肌瘤：占60%～70%，肌瘤位于肌壁间，周围均被肌层包围。

②浆膜下肌瘤：约占20%，肌瘤向子宫浆膜面生长，并突出于子宫表面，其表面仅由浆膜覆盖。若肌瘤位于宫体侧壁向宫旁生长突出于阔韧带两叶之间称阔韧带肌瘤。

③黏膜下肌瘤：占 10%～15%，肌瘤向宫腔方向生长，突出于宫腔，仅为黏膜层覆盖。

较大的子宫肌瘤或者带蒂的子宫肌瘤常常由于缺乏血液供应而发生各种继发性变性，常见有以下几种类型。

①玻璃样变性：又称透明变性，最常见，平滑肌细胞被纤维组织取代，剖面旋涡状结构消失，镜下部分组织呈均匀透明样改变。

②囊性变：玻璃样变进一步发展，肌细胞坏死液化发生囊性变。

③红色变：主要发生于较大的单一的壁间肌瘤，多发生于妊娠期或产褥期。常伴有剧烈腹痛，症状严重时可类似于卵巢囊肿蒂扭转。

④脂肪变性：脂肪球沉积于瘤体内，多是钙化的前驱表现。

⑤钙化：常见于绝经后妇女。钙化可有两种类型，a.钙化弥散分布于瘤体内，最后形成硬如石块的"子宫石"；b.边缘性钙化，环绕瘤体形成层状钙化。

⑥肉瘤变：子宫肌瘤恶变为肉瘤的发生率很低，在 0.5%左右，肌瘤在短期内迅速增大，恶变后的肿瘤组织脆而软，似生鱼肉状。

（二）临床表现

子宫肌瘤的临床表现常随肌瘤生长部位、大小、生长速度、有无继发变性等而异。肌瘤较小时，多数患者无症状；肌瘤较大时，部分患者有腹痛、月经量大或压迫症状。生长于肌壁间的肌瘤常致月经过多，黏膜下肌瘤常致不规则出血，较大的浆膜下肌瘤以下腹部肿块为主要表现。肌瘤生长过大可产生下坠感及压迫症状，如压迫膀胱可引起尿频、排尿困难及尿潴留压迫直肠可引起便秘等。

（三）超声声像图

子宫肌瘤的声像图表现与肌瘤的大小、位置、有无继发变性有关。

1.子宫肌瘤的超声声像图

（1）肌壁间肌瘤

①子宫增大，增大的程度与肌瘤的大小和数目成正比。

②单发肌瘤多呈低回声结节，边界清。多发肌瘤表现为子宫形态失常，宫壁表面凸凹不平，内多发结节，较大的肌瘤伴后方回声衰减。

③如肌瘤压迫宫腔，内膜线偏移或消失。

④彩色多普勒：瘤周可显示较丰富环状或半环状血流信号，呈分支状进入瘤体内部。

（2）浆膜下肌瘤

①子宫肌层内异常回声结节向浆膜下突出，使子宫变形。

②结节边界清，呈低或中等回声。

③加压进行超声扫查，瘤体与子宫无分离现象。完全突出子宫的浆膜下肌瘤，与子宫仅有一蒂相连；如向两侧突出，则形成阔韧带肌瘤。

（3）黏膜下肌瘤

①位于子宫腔内的黏膜下肌瘤，可显示"宫腔分离"征，宫腔内低或中等回声团块，即"杯内球"征。

②如肌瘤脱入宫颈管及阴道，可见宫颈管增大，其内有肌瘤团块。

③多发性黏膜下肌瘤使宫腔形态改变。

④彩色多普勒：根据瘤蒂内供血血管判断肌瘤附着处。

2.子宫肌瘤变性的超声声像图

（1）玻璃样变（或称透明样变）是最常见的一种类型，瘤体变性区失去正常的旋涡状结构，而出现低回声区。

（2）囊性变为玻璃样变的进一步发展。此时瘤体内形成更大的腔隙，内部含有液体。如变性继续发展，许多液化区可融合为一个大的囊腔。超声声像图在瘤体内出现大小不等、不规则的液性暗区。

（3）红色变瘤体增大，内回声偏低，与肌瘤液化相似，需结合妊娠史、局部压痛判断。

（4）脂肪变性肌瘤内呈现均质团状高回声。

（5）钙化常见于绝经后妇女的子宫肌瘤。超声声像图上可显示瘤体内团状或弧形强回声，后方伴声影。有时钙化可于肌瘤周边形成环形强回声，似胎头回声。

（6）肉瘤样变声像图显示瘤体增大，边界不清，内部回声减低，杂乱不均，间有不规则低或无回声区。

（四）鉴别诊断

具有典型声像图表现的子宫肌瘤超声诊断无困难，不典型者需与其他原因所致子宫增大及盆腔肿块相鉴别。

（1）子宫腺肌病：子宫腺肌病即子宫肌层内子宫内膜异位，以痛经为主要临床表现。声像图显示子宫呈对称性或不对称性增大，子宫肌层回声不均匀，无子宫肌瘤的被膜可资鉴别。彩色多普勒血流显像肌瘤常为周边环状血流，而子宫腺肌病的血流分布无规律，常在子宫肌层探及分布紊乱的血流信号。

（2）卵巢实性肿瘤：浆膜下肌瘤与卵巢实性肿瘤在超声声像图鉴别上存在一定的困难，可通过观察瘤体内部的回声特点，瘤体与子宫的位置和活动关系，并借助彩色多普勒观察供应瘤体的血管进行鉴别。若能找到同侧正常卵巢，有利于浆膜下肌瘤的诊断。

（3）子宫内膜病变：突出于宫腔的黏膜下肌瘤呈不均质回声，需与子宫内膜病变如内膜息肉、内膜增生过长、子宫内膜癌鉴别。鉴别要点为黏膜下肌瘤呈圆形，边界清晰，内膜基底层变形；而内膜息肉内膜基底层清晰；内膜增生过长导致整个子宫内膜增厚；子宫内膜癌的内膜厚度及回声不均，没有明显的肿瘤边界，彩超显示血流较丰富，血流阻力指数低于 0.40。

（4）盆腔炎性肿块：炎性肿块常与子宫粘连一起被误认为子宫肌瘤。但炎性肿块声像图形态多不规则，内部回声极其不均匀，常位于盆腔后部，且多能显示正常子宫声像。

（5）子宫发育异常：双子宫及双角子宫易被误诊为子宫肌瘤。超声检查时应注意观察宫腔内膜线回声及子宫体形态。

六、子宫腺肌病

子宫腺肌病是指有功能的子宫内膜腺体细胞及间质细胞异位至子宫肌层内而引起的一种良性病变。此病多见于30～50岁孕产妇。

（一）病理

子宫呈球形增大，肌层病灶分为弥漫型和局限型，一般为弥漫性生长，多累及子宫后壁，剖开肌壁可见到粗厚的肌纤维带和微囊腔，腔内可见陈旧血液。镜下见子宫内膜腺体和间质在肌层内呈岛状分布。当少数子宫内膜在肌层内呈局限性生长形成结节时，称为子宫腺肌瘤，与周围肌层无明显分界。

（二）临床表现

主要表现为经量增多，经期延长及进行性加重的痛经，妇科检查示子宫增大，质硬并有压痛，活动度较差。

（三）超声声像图

（1）子宫增大：子宫弥漫性增大或呈球形增大，以前后径增大明显，后壁增厚明显，宫腔线前移。

（2）子宫肌层回声：弥漫型腺肌病多表现为后壁，也可为前壁或整个肌壁弥漫性增厚、回声不均，后方可伴栅栏状回声衰减；局限型腺肌病（子宫腺肌瘤）表现为宫壁内不均质低或中等回声结节，边界不清。有的病灶内可见小液性暗区。

（3）彩色多普勒：血流显示病灶区域血流分布紊乱，可表现为星点状、条状血流信号散在分布。

（四）鉴别诊断

（1）子宫肌瘤超声检查：可根据子宫均匀性增大，或前后壁不对称、有小的无回声区、无包膜及内部血流紊乱与子宫肌瘤做出鉴别诊断。

（2）子宫肥大症：子宫肥大症时子宫各径线明显增大，但形态无明显改变，前后壁肌层均增厚，但回声均匀；彩色多普勒超声检查常无异常发现。而子宫腺肌病肌层回声不均匀，内部血流紊乱。

七、宫腔积液

（一）病因

宫腔积液包括宫腔积血和积脓。宫腔积血多为处女膜闭锁所致；积脓则是由宫腔积血、癌灶坏死感染引起，常见于子宫体癌、宫颈癌放疗后。

（二）超声声像图

积液时宫腔内可见无回声，积脓和积血时宫腔内无回声区可见散在点状中等回声。经阴道超声在无症状妇女宫腔内发现少量积液属正常现象。

第六节　超声造影在妇科的应用

超声声学造影被喻为继实时二维超声和彩色多普勒超声后医学超声影像技术的第三次革命，它的出现使人们利用超声无创性观察活体组织器官的微循环灌注成为可能，进而将超声的形态学成像过渡到功能性成像，使得超声医师能在灌注的层面去认识、了解和诊断疾病。

一、原理

超声造影利用造影剂微泡的反射系数比周围组织器官及红细胞大的特点来增强血液的回声信号强度，通过观察造影剂通过血液循环随血流到达盆腔病灶内，增强病灶内血流的散射信号强度，从而增强病灶及组织器官的回声强度及多普勒信号强度，以提高超声对组织器官细微结构的分辨能力和局部组织血流信号的检测能力，并反映出组织的血流灌注情况，同时观察造影剂在管道内流动及在异常部位积聚情况等来诊断疾病。

二、临床应用

超声造影在妇科主要应用于附件区良恶性病灶的鉴别诊断、子宫肌瘤与子宫腺肌瘤的鉴别诊断、子宫内膜癌及宫颈癌的诊断、输卵管通畅性的判断。

（一）附件区良、恶性病灶的鉴别诊断

附件区良性病灶常表现为增强时间晚于子宫肌层，呈等或低增强，增强形态较均匀。附件区恶性病灶常表现为增强时间早且消退较快，增强水平稍高或等增强，增强形态不均匀。

（二）子宫肌瘤及子宫腺肌瘤的鉴别诊断

较大的子宫肌瘤的假包膜及肿瘤内部树枝状滋养血管首先显影，随后整个瘤体均匀灌注显影；小的子宫肌瘤包膜与肌瘤组织同步均匀灌注，瘤体内部造影剂消退较正常肌层快，表现为相对低回声，变性区则无造影剂分布，而包膜显影消退相对较慢，呈较高回声，因而瘤体边界得以清晰显示。此外，还可动态观察肿块血流灌注与子宫肌层的关系，显示瘤蒂，有助于判断子宫肌瘤的位置。子宫腺肌瘤瘤体内血管以放射状进入，瘤体与周围正常肌层灌注几乎同时出现、同时消退，无包膜感。

（三）子宫内膜癌

早期常规超声检查多无异常，或仅有内膜增厚，超声造影多无灌注异常。随着癌肿浸润进展，中晚期子宫内膜癌超声造影显示明显的灌注异常。增强早期，病变的内膜组织显示快速高增强，开始增强时间、达峰时间明显早于周围正常肌层。消退时，癌肿区域造影剂消退快，呈相对低增强，与周围正常肌层分界相对清晰。造影剂的强度分布变化，勾画出病变范围及侵入肌壁的深度与范围，对临床治疗和分期有一定的指导意义。

（四）宫颈癌

宫颈癌造影后癌肿的边界显示更清晰，可很好地区分肿瘤与周围组织的关系，有利于评估临床分期。但对于原位癌及早期宫颈癌，二维超声无明显声像图改变，超声造影亦无特异性表现。

（五）输卵管造影

用于明确输卵管的通畅性，多采取经阴道超声，患者排空膀胱后取截石位，常规消毒宫颈及阴道后，将造影导管通过宫颈管置入宫腔，向水囊注入生理盐水固定导管以防脱出。通过导管注入微泡造影剂，阴道超声直视下了解输卵管是否通畅。经阴道三维输卵管造影图像直观，降低了操作者的依赖性，操作简便，有望作为一种新的评价不孕症患者输卵管通畅性的有效手段。通畅程度判断标准如下：

（1）输卵管通畅注入造影剂时无阻力、无反流；三维重建输卵管全程走行自然、柔和，管径粗细均匀、光滑；卵巢周围环状强回声带，子宫直肠窝及肠间隙微泡弥散均匀。

（2）输卵管阻塞推注造影剂时阻力较大，注射停止后几乎全部反流；三维重建输卵管不显示或部分显示，卵巢周围无环状强回声带，盆腔内未见微泡回声。

（3）输卵管通而不畅注入造影剂时有阻力，少量反流；三维重建输卵管局部纤细或呈结节状，走行明显迂曲、盘旋或成角；卵巢周围见半环状强回声带，子宫直肠窝及肠间隙见少量微泡弥散。

第三章　产科的超声诊断

受精卵在子宫内着床、发育，直至成长为成熟胎儿、娩出体外的整个过程称为妊娠。妊娠期历经 40 周，13 周末以前为早期妊娠，14～27 周末为中期妊娠，28 周开始至分娩前为晚期妊娠。受精后 8 周（月经龄 10 周）内称为胚胎（embryo），自受精后 9 周（月经龄 11 周）起称为胎儿（fetus）。超声检查可观察胎儿解剖结构及羊水、胎盘、脐带等胎儿附属物，帮助诊断各种妊娠并发症，是产前胎儿宫内监护的简易可靠手段。

第一节　妊娠滋养细胞疾病的超声诊断

胎盘绒毛滋养层细胞可发生肿瘤性疾病，又称为滋养细胞疾病。按其病态增殖的程度、有无绒毛及其侵蚀能力分为葡萄胎、侵蚀性葡萄胎、绒毛膜癌。

一、葡萄胎

葡萄胎又称水泡状胎块，是最常见的滋养细胞疾病，可发生在生育期任何年龄。患过一次葡萄胎的患者，再次发生率较未患者高 4～5 倍。

（一）病理

病变局限于子宫腔内，因滋养细胞增生和绒毛间质高度水肿，使绒毛肿胀增大而形成大量半透明的水泡，彼此由纤维索相连成串，形似葡萄。水泡大小不一，直径为 0.3～1cm，或可更大，其间混杂有血块及蜕膜碎片，胚胎多已死亡消失。如所有绒毛均病变为水泡，无胚胎、胎儿成分，称为完全性葡萄胎，如仅有部分绒毛变性，还有胚胎、胎儿或脐带，称为部分性葡萄胎。

（二）临床表现

临床主要症状为闭经后早孕反应较重，常有断续性少量阴道出血并伴有葡萄状物排出，严重时可造成贫血。查体子宫较妊娠月份明显增大，子宫增大迅速时可引起腹部疼痛。由于滋养细胞增生，分泌较多绒毛膜促性腺激素，血、尿 HCG 呈强阳性。

（三）超声声像图

①子宫增大明显，大于妊娠月份，轮廓清晰，肌层回声均匀。

②子宫内充满大小不等的光点、光团。其间夹杂有"蜂窝状"小暗区，此为葡萄胎的特异性声像。

③子宫腔内无胎儿及胎儿附属物声像。

④附件区可显示黄素囊肿，为一多房性液性暗区，大小不一，自直径 2cm 至充满整个腹腔；葡萄状组织排出后，此囊肿可自行消失。

⑤部分性葡萄胎胎盘可较大，部分胎盘呈葡萄状改变，部分胎盘仍显示正常胎盘的均匀实质回声，有的病例还可见羊膜囊、羊水及胎儿，但胎儿即使存活也常伴发畸形。

（四）鉴别诊断

葡萄胎应注意与过期流产及子宫肌瘤变性相鉴别。除注意其声像变化外，还应密切结合临床。

①过期流产与不典型葡萄胎不易区分。过期流产子宫不再增大反而缩小，子宫腔内回声杂乱，附件区无黄素囊肿声像，血、尿 HCG 水平不再升高，反而下降。

②子宫肌瘤变性，肌瘤常位于子宫一侧壁，血、尿 HCG 水平不高。

二、侵蚀性葡萄胎

侵蚀性葡萄胎又称为持续性滋养细胞疾病或恶性葡萄胎。多继发于葡萄胎之后，少数开始即为恶性葡萄胎。

（一）病理

大小不等的水泡状组织侵入子宫肌层和静脉内，一般不穿透浆膜，少数病例穿破子宫壁而达浆膜及阔韧带。侵蚀性葡萄胎可循血流转移，绒毛随血液转移至身体其他部位并形成局部破坏，但仍保持完整的绒毛组织。

（二）临床表现

①葡萄胎排出后3～4周或数月（半年以上的，恶变为绒毛膜上皮癌的可能性大）仍有不规则阴道出血。

②葡萄胎排出后，血、尿HCG水平持续不降，反而上升。

③查体子宫增大。

④除具有以上症状外，同时伴有咯血、痰中带血或外阴发现紫蓝色结节，应考虑有肺或阴道转移。

（三）超声声像图

①子宫增大，子宫肌层回声不均匀，病变侵犯宫壁内血管及血窦，形成大小不等的出血性暗区，似海绵状。

②附件区见黄素囊肿声像。

③如病变引起子宫壁穿孔，进而侵犯子宫旁组织，腹腔内可出现液性暗区，子宫直肠陷凹及子宫旁可显示不规则肿块声像。

④彩色多普勒血流显像可以显示病灶区恶性葡萄胎彩色血流图血流异常丰富，并有血窦形成，频谱呈低阻力，可有动、静脉瘘频谱。

（四）鉴别诊断

恶性葡萄胎应与绒毛膜癌及子宫内膜癌相鉴别。

三、绒毛膜癌

绒毛膜癌是一种恶性程度很高的肿瘤。约50%发生于葡萄胎之后，25%发生于流产之后，25%发生于正常妊娠之后。发病年龄以20～30岁为最多。

（一）病理

绒毛膜癌多数始发于子宫，滋养细胞异常增生，大片地侵蚀子宫肌层及血管，形成单个或多个结节，突出于子宫腔，质地脆而软，大小不等，直径 1～10cm。病变切面显示为新、旧血块及坏死组织。常穿透肌壁达浆膜、子宫旁或侵入盆腔，形成转移性肿块。卵巢多形成黄素囊肿，约 1/3 为双侧卵巢同时发生。绒毛膜癌主要由血行播散，可转移至任何器官，以肺转移最为多见。

（二）临床表现

①阴道流血为绒毛膜癌最早、最常见的症状。多在产后、流产后，尤其是葡萄胎后有不规则阴道流血，血量可多可少。流血量多、时间较长者可造成贫血。

②子宫迅速增大，或转移部位出现大血肿者，可出现腹部肿块。

③腹部疼痛系由癌肿侵蚀子宫壁或子宫腔聚集血块所致。若子宫穿孔或转移癌出血均可产生急腹症。

④转移部位可产生相应症状。

（三）超声声像图

①子宫增大，子宫形态不规则，表面可有凸起。

②子宫内膜增厚，厚薄不一，子宫区回声极不均匀，有不规则低回声和无回声区。

③双侧或一侧卵巢可显示黄素囊肿声像。

④癌肿穿孔时，子宫旁或腹腔可出现积血液性暗区。

⑤彩色多普勒血流显像可以显示病灶区血流异常丰富，并有血窦形成，频谱呈低阻力，可有动、静脉瘘频谱。

（四）鉴别诊断

绒毛膜癌因其超声图像无明显特异性，与恶性葡萄胎类似，与子宫内膜癌也有许多相同之处，因此，应密切结合临床进行鉴别诊断。

第二节　胎盘、脐带、羊水异常的超声诊断

一、前置胎盘

正常胎盘附着于远离子宫颈内口的子宫体部任何一壁。如胎盘附着于子宫下段、部分或全部覆盖子宫颈内口，即称为前置胎盘。

（一）病理

前置胎盘病因尚不明确，可能与子宫内膜病变、胎盘过大，或受精卵发育迟缓等有关。妊娠中、晚期，尤其是妊娠晚期，子宫壁肌层可有不规律性收缩，子宫下段渐渐伸展，附着于子宫下段及子宫颈内口的胎盘不能相应地扩展，胎盘的前置部分和其附着处发生错位式移动，以至于胎盘下缘与子宫壁分离，该部位子宫血管破裂出血。完全型前置胎盘出血较早，量较多，低置胎盘出血较晚，量也相对较少。

（二）临床表现

前置胎盘的主要特征是孕期无痛性、反复性的阴道流血。常出现在妊娠最后 3 个月，以妊娠 8 个月最为多见。

（三）超声声像图

根据胎盘前置的位置与子宫颈内口的关系，可分为以下几种。

（1）低置胎盘：胎盘附着于子宫下段，其最低部分接近子宫颈内口，与子宫颈内口的距离<2cm。

（2）边缘型前置胎盘：胎盘下缘达到子宫颈内口。

（3）完全型前置胎盘：子宫颈内口完全被胎盘组织覆盖。

（四）鉴别诊断

前置胎盘主要与位于宫颈内口处的绒毛膜下血肿相鉴别。绒毛膜下血肿也可以表现为低回声或中等回声，如位于宫颈内口处时类似于胎盘覆盖宫颈内口，临床也可表现为阴道出血，但胎盘回声均匀，血肿回声不均匀，血肿初起为高回声，之后逐渐变

低回声甚至无回声，也可逐渐缩小。

妊娠中期诊断前置胎盘应慎重，因为前置胎盘的程度可随妊娠的进展而改变。尤其是妊娠晚期子宫下段形成之后，胎盘位置可明显上移。如妊娠中期的低置胎盘，至妊娠晚期可成为正常位置的胎盘，妊娠中期的部分型前置胎盘，至妊娠晚期可成为低置胎盘，完全型前置胎盘在子宫颈内口开大之后也可变为部分型前置胎盘。

二、胎盘早期剥离

凡正常位置的胎盘，在妊娠 20 周至胎儿娩出前的任何时候，从子宫壁分离称为胎盘早期剥离。常发生于孕妇子痫、妊娠高血压综合征等导致血管病变及孕妇腹部外伤之后，为妊娠晚期危及母子生命的严重并发症。

（一）病理

胎盘早期剥离的基本病理改变是在某种原因的作用下发生底蜕膜出血。开始时，血液渗入底蜕膜内，形成血肿。血肿增大时，即将胎盘从子宫壁分离。

血液从底蜕膜下漏出后有三种过程，即产生三种临床类型：

a.出血量较少，形成胎盘下血肿，胎盘边缘依旧附着于子宫壁。

b.出血分离周围的胎膜，但仍有部分附于子宫壁。

c.出血穿破羊膜，溢入羊水中。

严重的胎盘早期剥离可引发子宫胎盘卒中、凝血功能障碍和 DIC 等。

（二）临床表现

胎盘早期剥离的临床表现与胎盘剥离的大小与出血的类型有关。胎盘剥离面积较小者，除胎盘排出后可以辨别外，不引起任何症状。如系显性出血，则阴道出血为主要症状，且贫血程度与出血量呈正比。当剥离面积比较广，出血过多，患者常有腹部剧烈疼痛、板样腹，胎儿宫内窘迫，孕妇陷于休克。

（三）超声声像图

①隐性出血型显示为胎盘与子宫肌层间轮廓不整、边缘不清、形态不规则的液性

暗区。如出血时间较长，暗区内可出现光点及光斑回声。

②病变处胎盘增厚，血肿处胎盘绒毛膜板可突向羊膜腔。

③如血液流入羊膜腔，则羊水暗区透声减低，其内显示弥散分布的光点、光斑。

④显性出血型，胎盘下虽无明显液性暗区，但子宫颈内口常开大，宫颈管内及阴道内常有少量液性暗区。

（四）鉴别诊断

胎盘早期剥离应与胎盘附着处的子宫肌瘤、局部子宫收缩及胎盘静脉窦相鉴别。

①胎盘附着处的子宫肌瘤在妊娠期常发生变性，其内回声变低，似胎盘早剥声像。但子宫肌瘤形态规则，多呈圆形，常同时向内、外突出，挤压子宫壁和胎盘。

②子宫壁局部收缩如发生在胎盘下，可使子宫壁局部向胎盘突出呈半圆形。如延长观察时间，可发现局部收缩过后，子宫壁可恢复正常。

③妊娠晚期常有胎盘静脉窦出现，显示为胎盘与子宫壁之间的长形液性暗区，其中可有间隔发生，与胎盘早剥鉴别需结合临床。

④宫内感染胎盘增厚时，胎儿也常伴随异常表现，如胎儿腹腔积液、水肿、腹腔内钙化等。

三、胎盘植入

胎盘植入指胎盘附着异常，表现为胎盘绒毛异常植入到子宫肌层，发生于孕早期。胎盘植入是产科严重的并发症之一，可导致产妇大出血、休克、子宫穿孔、继发感染，甚至死亡。

（一）病理

胎盘植入常见于子宫内膜创伤性或炎性损伤或瘢痕形成之后，所以好发于有人流手术史、清宫史、剖宫产史、徒手胎盘剥离史、既往胎盘植入或前置胎盘病史者，子宫内膜炎、黏膜下子宫肌瘤局部黏膜萎缩者，经产妇、妊娠年龄≥35岁的初产妇放疗后等。目前认为人流术和剖宫产术是导致胎盘植入的重要原因。

（二）临床表现

胎盘植入在产前缺乏典型的临床表现、体征及实验室指标。胎儿娩出后的临床表现为胎盘娩出不完整、母体面粗糙，或胎儿娩出后超过 30min，胎盘不能自行从子宫壁分离娩出，需用手剥离，部分徒手剥离困难或发现胎盘与子宫肌层粘连紧密无间隙。胎盘持续不下者，伴有或不伴有阴道出血。

（三）超声声像图

①胎盘增厚，内部回声不均匀。

②胎盘后方子宫肌层低回声带（正常厚 1～2cm）消失或明显变薄（≤2mm），宫壁与胎盘之间的强回声蜕膜界面消失。

③胎盘内血池异常丰富，表现为大小不等、形态不规则的液性暗区，内见云雾状回声，称为"胎盘陷窝"。

④植入性胎盘穿透浆膜层而植入膀胱时，与子宫相邻的膀胱浆膜层高回声带消失。

⑤彩色多普勒表现：胎盘周围血管分布明显增多且粗而不规则。

四、胎盘残留

胎盘残留是指胎盘、绒毛膜组织未能完全娩出，产后滞留于子宫内，发生率为 0.6%～3.3%。胎盘残留与胚胎着床位置、胎盘植入、胎盘成熟度、诊刮操作史等因素有关，可以发生在子宫腔任何位置。

（一）病理

胎盘残留多数由于胎盘粘连于子宫壁不能剥离而滞留，也有部分为胎盘植入残留。胎盘残留常影响子宫肌层的局部收缩，导致产后出血，甚至失血性休克，亦可随时间的延长继发盆腔感染。

（二）临床表现

产后阴道流血时间长，合并感染时下腹疼痛。盆腔检查子宫增大，复旧不良。

（三）超声声像图

①二维声像图表现：子宫增大，子宫中部可见边界清晰的团块状不均质低回声或稍高回声，形态不规则。胎盘残留粘连时，残留组胎盘二维声像图与周边子宫壁分界较清，子宫肌层回声正常；胎盘残留植入时，与局部子宫壁分界不清，局部子宫壁变薄。

②彩超表现：宫腔内残留的胎盘组织无明显血流信号，局部肌层血流稍丰富；胎盘植入残留时，植入部位局部肌层血流较丰富，残留胎盘组织内可见少许血流信号，可记录到低阻力的类滋养层血流频谱。

（四）鉴别诊断

此病应与黏膜下肌瘤相鉴别，后者为宫腔内低回声，形状椭圆，伴声衰减。

（五）临床意义

超声检查尤其是阴道超声检查可显示残留胎盘的位置和范围，结合产后检查胎盘不完整得以准确诊断。但超声检查鉴别胎盘粘连残留和植入残留有时较困难，需结合其他影像学方法判断。

五、胎盘绒毛膜血管瘤

胎盘绒毛膜血管瘤简称胎盘血管瘤，是一种良性的胎盘毛细血管瘤，发病率为0.01%～1%，预后良好。多数血管瘤体积较小，无症状，仅在产后胎盘病理检查中发现。

（一）病理

胎盘绒毛膜血管瘤的病因及发病机制未明，表现为新生毛细血管增生扩张和非典型滋养细胞增生。

（二）临床表现

大多数绒毛膜血管瘤较小，无症状且无并发症。大的绒毛膜血管瘤，尤其是直径大于 4cm 者较罕见，可并发羊水过多、妊娠高血压综合征、非免疫性胎儿水肿、胎儿心衰、贫血、生长受限、早产儿、胎死宫内等病症。

（三）超声声像图

二维超声表现：胎盘绒毛膜血管瘤常见于胎盘的胎儿面，也可位于胎盘实质内任何部位，使胎盘增厚或形态改变；瘤体呈类圆形或椭圆形实性结节，有包膜或无包膜结构，边界清晰，内部回声大多较胎盘组织低且较均匀，有时内见条状分隔回声。彩色多普勒表现：胎盘绒毛膜血管瘤体内可见供应瘤体的条状血流信号，流速低，其周边正常胎盘组织内可见较丰富的血流信号。

（四）临床意义

较小的绒毛膜血管瘤产前容易漏诊，较大的血管瘤则不难发现。瘤体较大者需注意定期监测，观察有无并发症。

六、脐带异常

脐带连接胎儿与母体，是两者进行物质交换的重要器官。脐带异常包括脐带长度异常（过长或过短）、脐带血管数目异常（单脐动脉）、脐带附着异常（如帆状附着、边缘附着）、机械性病变（脐带缠绕、脐带打结）和脐带水肿、脐带内静脉瘤样扩张等。脐带异常有时会导致胎儿宫内生长受限，严重者可导致胎死宫内。

（一）单脐动脉

正常胎儿脐带内有 2 条脐动脉和 1 条脐静脉。单脐动脉是指脐带内只有 1 条脐动脉，另一条脐动脉缺失。发生率为 0.2%～1.9%，但在畸形胎儿中发生率为 7.4%～48%。可以是单发，也可以合并其他畸形。合并畸形时，胎儿染色体异常发生率较高，最常见为 18-三体综合征。

1.超声检查

羊膜腔内正常脐带可显示 3 条血管，2 条脐动脉和 1 条脐静脉。经膀胱盆腔横切面可显示膀胱两侧的脐动脉向前至脐轮。单脐动脉时脐带内仅见 2 条血管，一条为脐动脉，一条为脐静脉。脐带横切面显示一大一小两个圆形暗区，纵切面显示两条管状暗区相互缠绕。彩超有助于判断，经膀胱的盆腔横切面仅显示膀胱一侧的单条脐动脉。

2.临床意义

由于羊膜腔内脐带互相缠绕，易漏诊单脐动脉，因此应该在膀胱两侧扫查，明确有无血流方向朝向脐轮的 2 条脐动脉。单纯的单脐动脉预后良好，合并有其他畸形的病例应建议行胎儿染色体核型检查。

（二）脐带附着异常

正常脐带远端附着于胎盘中央实质部，当脐带附着于胎盘边缘 2cm 以内（边缘附着）或附着于胎盘边缘以外的胎膜（帆状附着，也称帆状胎盘）时属于脐带附着异常。帆状胎盘在单胎妊娠中发病率为 0.5%～1.69%，在单绒毛膜双胎中增加 10 倍，易导致宫内生长受限、低体重儿等，由于脐血管分支在胎膜上，容易合并血管前置，在阴道分娩时发生新生儿死亡。胎盘边缘附着的母儿结局大多良好，但需注意其也有可能发展成帆状附着。

1.超声检查

脐带边缘附着表现为脐带血管从胎盘边缘进入，脐带血管在胎盘附着部分有分叉，平行于子宫壁向胎盘中部走行，形成胎盘胎儿面血管；脐带帆状附着表现为胎盘胎儿面没有相连的脐带，脐带垂直附着在子宫壁胎膜上，并显示朝向胎盘的血管分支。彩超显示附着点上可见分叉的血流信号。

2.临床意义

中孕期超声检查诊断显示脐带附着的敏感性和特异性较高，但随孕周增加，脐带附着点扫查难度增大，需进行针对性的扫查方能明确。胎盘帆状附着合并血管前置的发病率为 1/1200～1/15000，产前超声难以诊断。前置的血管因没有受到保护，很容易受胎儿先露部的挤压、子宫收缩而破裂或者随胎膜破裂而出血，导致胎儿宫内缺血或失血，产前未诊断者新生儿存活率不足 50%。当附着点位于宫腔下段的胎膜时，应高度注意有无血管前置，可采用经阴道彩超辅助诊断。

（三）血管前置

血管前置是指脐带血管走行于胎膜下并横跨宫颈内口，是绒毛的异常发育所致。确切病因尚不明确，但脐带帆状入口、副胎盘和双叶状胎盘等都可能引起绒毛异常发育生长，易发生前置血管，发生率为 0.01%～0.08%。

1.临床表现

妊娠晚期出现鲜红的阴道出血，流出的血液由纯粹的胎儿血组成，常见于破膜后即刻发生的出血。破膜后，前置血管易破裂，使胎儿失血死亡。即使不破裂，前置血管可能在分娩时受胎儿先露部位压迫，导致循环受阻而发生胎儿窘迫，甚至胎儿死亡。

2.超声声像图

①宫颈矢状切面可见宫颈上方条管状无回声，沿宫颈内口或接近宫颈内口的胎膜下走行，血管缺乏螺旋，位置固定不变。

②CDFI 可见血流信号，频谱多普勒显示为胎儿脐动脉血流频谱图。

3.鉴别诊断

①脐带先露：脐带位于羊膜腔内，可随胎动而移动。

②脐带脱垂：除在宫颈内口部位有脐带显示外，宫颈管内亦有脐带血管显示，而血管前置的胎膜血管不会位于宫颈管内。

③宫颈及子宫下段扩张的血管：不在宫颈内口上方，内部血流为母体血液，心率与孕妇心率一致。

4.注意事项

尽管超声诊断血管前置总的敏感性普遍较低，但是帆状胎盘及双叶状胎盘或副胎盘是最易发生血管前置的主要原因，因此只要超声检查时怀疑是这种异常胎盘，就应考虑血管前置的可能。中孕期是超声诊断血管前置的较佳时期，主要有两个切面：胎盘脐带入口切面和宫颈切面。

（四）脐带水肿、囊肿和脐静脉瘤样扩张

（1）脐带水肿：可见脐带增粗，脐带内可见无回声的脐血管和其周边低回声的华通胶，脐血管有受压显像，彩超可清晰显示出血管和水肿的华通胶，此种情况在胎儿18-三体综合征多见。

（2）脐带囊肿：脐带囊肿在早孕期的发病率为0.4%～3.4%，在早孕期需要与卵黄囊鉴别。多数脐带囊肿在中孕期就退化消失了，不会对妊娠造成不良影响。若囊肿持续存在，需要警惕是否并发其他畸形，特别是18-三体综合征。超声表现为脐带的某一部分膨大，内见囊性无回声，其旁可见正常管道状血管，彩超显示囊内无血流信号，脐血管走向正常。靠近脐根部的脐带囊肿应注意与脐带内脐尿管囊肿鉴别，后者由于囊肿与膀胱相通，囊内为胎儿尿液，根据出生后新生儿脐部有尿液渗出方能确诊。超声鉴别困难，需出生后进一步检查明确。

（3）脐带内脐静脉瘤样扩张：非常罕见，脐静脉呈节段性扩张，病变部位脐静脉壁缺乏平滑肌，管壁薄弱，循环压力增加至管腔扩张膨出，形成类静脉瘤改变。脐静脉瘤样扩张时脐静脉内形成涡流，血液循环障碍，胎儿血流量减少，造成宫内缺氧，可导致胎死宫内。

（五）脐带缠绕及打结

脐带绕颈、绕身、过度扭曲或打结（真结，假结），其中脐带绕颈很常见，发生率为15%～25%，与脐带过长和胎动过频有关系，只有当脐带绕颈两圈或两圈以上才有临床意义。脐带过度扭曲可能与脐带血管发育速度不一致、胎儿血流动力学改变，以及脐带肌纤维分布不均有关系。

1.超声声像图

脐带绕颈时，在胎儿颈部的水平切面和矢状切面可以见到脐带回声；由于脐带的压迫，胎儿颈部或背部皮肤可呈现脐带的压痕，环绕一周者呈"U"形，绕颈两周者呈"W"形，绕颈三周者呈锯齿状。应用彩色多普勒在胎儿颈部、背部或肢体可以直接显示环绕的脐带。脐带缠绕打结表现为脐带走行杂乱，成堆聚集，但判断是真结还是假结较困难。脐带真结可导致脐动脉血流阻力增高，结合彩超血流频谱有助于鉴别。

2.临床意义

较松的缠绕不影响胎儿及正常分娩，缠绕紧者可能造成胎头不下降及胎儿宫内缺氧，但导致宫内缺氧的原因很多，应根据胎心率改变及胎心电子监护结果判断。胎儿颈后"U"或"W"形的声像也可能是颈后皮肤皱折所致，诊断时应结合彩超检查。脐带绕颈不宜过早做出诊断，诊断太早无临床意义，反而增加孕妇心理负担。产前胎心监护时发现心率异常（尤其是变异减速）或临产时胎头高浮不降时，可行超声检查明确有无脐带绕颈以指导临床处理。

七、羊水量异常

妊娠期羊水的量和成分处于一个不断生成和吸收、相对稳定的动态变化过程中。参与羊水生成和吸收的机制主要包括胎儿排尿、吞咽、呼吸等运动，胎儿皮肤和胎膜也参与羊水的代谢。正常妊娠的羊水量随孕周增加而增多，最后 2～4 周开始逐渐减少，妊娠足月时羊水量约为 1000mL。

（一）羊水过少

妊娠晚期羊水量少于 300mL 者，称为羊水过少，其发生率为 0.5%～4%。羊水过少多见于胎儿泌尿系统畸形、过期妊娠、胎儿宫内发育迟缓及羊膜病变等。羊水过少发生越早，胎儿预后越差。

1.超声声像图

（1）超声表现胎儿躯干及肢体蜷曲、相互挤压，扫查时难辨胎儿体表结构。

（2）羊水量估计单一最大羊水暗区垂直深度（AFV）≤2cm 为羊水过少，≤1cm 为严重羊水过少。要求对子宫全面扫查，寻找羊水最大深度。羊水指数法（AFI）由孕妇取头高 30° 仰卧位，以脐与腹白线为标志点，将腹部分为 4 个象限，测定各象限最大羊水暗区深度值相加而得。羊水指数法（AFI）≤8cm 为诊断羊水过少的临界值，≤5cm 为诊断的绝对值。

2.临床意义

超声检查无法精确测量羊水量，但各种超声测量方法有相同的临床意义，可帮助判断羊水量的变化，指导临床处理。测量羊水暗区时，力求前后境界清晰明确，其间不要夹杂胎儿、胎盘及脐带等结构，同时尽量减少探头对孕妇腹壁的压力，以免影响测量结果。

（二）羊水过多

在妊娠任何时期内羊水量超过 2000mL 者，称为羊水过多，其发生率约为 1%。羊水过多与胎儿中枢神经系统和消化系统畸形、多胎妊娠、母体糖尿病、宫内感染羊膜炎等因素有关，另外还有特发性羊水过多，其原因不明。

1.超声声像图

（1）超声表现

①胎儿被大片液性暗区包绕，胎儿在大量羊水中活动幅度较大，不动时沉卧于子宫后壁。因子宫张力大，影响超声声束传导，导致胎儿结构显示困难。

②胎盘受羊水压迫变薄。

③合并胎儿畸形时可见相应的声像特征。

（2）羊水量估计单一最大羊水暗区垂直深度（AFV）≥8cm 可诊断羊水过多。羊水指数法（AFI）≥25cm 为羊水过多。

2.临床意义

产前超声是首选的诊断方法，可动态观察羊水的变化，同时可发现合并病变。在羊水过多宫内介入性治疗中，超声在引导穿刺和检查胎儿宫内状况方面也起到了十分重要的作用。

第三节 超声检查技术

（一）病人准备

检查前应告知孕妇产科超声检查的适应证、最适检查时间、该次检查内容、检查的风险、检查所需时间、孕妇所需准备物品等。

经腹部超声检查：早孕期（孕 11 周前），孕妇需充盈膀胱，要求与妇科经腹部超声检查前一致；孕 11 周及其后检查胎儿无需特殊准备，但此周期要检查孕妇宫颈情况时需充盈膀胱。经会阴、阴道超声检查：排空膀胱后进行。

（二）体位

经腹部超声检查：孕妇一般取仰卧位，孕妇充分暴露下腹部，中晚孕期为了更好显示胎儿解剖结构，可根据胎儿体位调整孕妇体位，如左侧卧位、右侧卧位。为了更好显示宫颈与宫颈内口，可垫高孕妇臀部。

经会阴、阴道超声检查：孕妇取截石位。

（三）仪器

实时超声显像仪，常用凸阵探头，在探测深度内尽可能使用高频率探头，常用腹部探头频率 3.0~6.0MHz，阴道探头频率 7.0～10.0MHz。

一、早孕期超声表现

（一）妊娠囊

正常妊娠囊（GS）位于宫腔中上部，周边为一完整、厚度均匀的强回声环，厚度至少不低于 2mm。早早孕时，妊娠囊表现为子宫内膜内极小的无回声，有人将此称为"蜕膜内征"。随着妊娠囊的增大，形成特征性的"双绒毛环征"或"双环征"，这一强回声壁由正在发育的绒毛与邻近的蜕膜组成。这一征象在妊娠囊平均内径为 10mm 或以上时能恒定显示。

当妊娠囊内未见卵黄囊或胚胎时，须与假妊娠囊鉴别。假妊娠囊轮廓不规则或不清楚，形状与宫腔一致，囊壁回声低，厚度不一，无"双环征"，内无胚芽和卵黄囊，有时可见少许点状回声。

（二）卵黄囊

卵黄囊（yolksac，YS）是妊娠囊内超声能发现的第一个解剖结构。正常妊娠时，卵黄囊呈球形，囊壁薄呈细线状，中央为无回声区，透声好，在 5～10 周间，其大小稳步增长，最大不超过 5～6mm，至孕 12 周时卵黄囊囊腔消失。

（三）胚芽及心管搏动

一般来说，胚芽长为 4～5mm 时，常规能检出心管搏动，相应孕周为 6～6.5 周，相应妊娠囊大小为 13～18mm。胚芽长≥5mm 仍未见胎心搏动时，提示胚胎停止发育。

（四）羊膜囊

早期羊膜囊（AS）囊壁菲薄（厚约 0.02～0.05mm），超声常不能显示。

孕 7 周以后加大增益或用高频阴道探头检查，可以清楚显示薄层羊膜，在绒毛膜腔内形成一球形囊状结构即为羊膜囊，胚胎则位于羊膜囊内。在头臀长达 7mm 或以上时，正常妊娠常可显示弧形羊膜及羊膜囊，在超声束与羊膜垂直的部分更易显示出羊膜回声。一般在孕 12～16 周羊膜与绒毛膜全部融合，胚外体腔消失，羊膜不再显示。

（五）颈项透明层

颈部透明层（NT）是指胎儿颈部皮下的无回声带，位于颈后经阴道超声检查显示卵黄囊及羊膜囊皮肤高回声带与深部软组织高回声带之间。UT：子宫；E：胚胎；YS：卵黄囊；箭头所示为羊膜。

胎儿 NT 增厚是产前筛查染色体异常（尤其是 21-三体综合征）、先天性心脏畸形及一些遗传综合征的超声指标。

（六）11~13 周胎儿结构

1.胎儿颅脑：胎儿头颅主要采用横切面检查。最重要、最常用的横切面有侧脑室水平横切面和小脑横切面，通过这两个切面可以观察颅内重要结构，包括大脑、脉络丛、脑中线、小脑、颅后窝池等。

2.胎儿颜面部：胎儿颜面部主要采用冠状切面检查，主要冠状切面有双眼及双耳冠状切面、鼻后三角区冠状切面和上唇冠状切面。双眼及双耳冠状切面可观察到胎儿双侧眼球、双耳等结构。鼻后三角区冠状切面可观察到双侧鼻骨、上颌骨、上牙槽骨及下颌骨等结构。上唇冠状切面可观察到上唇、下唇及鼻，但由于此时期胎儿皮肤及皮下组织较薄，该切面常常难以清楚显示。

3.胎儿心脏：早孕期胎儿心脏检查方法与中孕期相同，主要切面有：四腔心切面、三血管气管切面等。通过这些切面观察胎儿心脏各个结构，包括左心房、右心房、左心室、右心室、主动脉、肺动脉、动脉导管、房间隔、卵圆孔及卵圆孔瓣、室间隔、二尖瓣、三尖瓣等。

4.胎儿胸部：早孕期观察胎儿的胸部最常用的切面是左、右两侧胸腔矢切面，主要观察结构是肺、膈肌等。

5.胎儿腹部：早孕期胎儿腹部脏器主要观察结构有肝脏、胃、肠、膀胱。主要筛查切面有上腹部横切面、脐孔切面、膀胱横切面等。

6.胎儿肢体：早孕期胎儿手指总处于伸开状态而容易显示，与中、晚期胎儿手指常处于握拳状态不同。同样，足也呈自然姿势，膝关节常呈轻曲状态。

7.其他结构如静脉导管、羊水以及胎盘等。

二、中晚孕期超声表现

（一）胎儿头颅

胎儿头颅主要采用横切面检查。最重要、最常用的横切面有丘脑水平横切面、侧脑室水平横切面和小脑横切面，通过这三个切面可以观察颅内重要结构，包括大脑、丘脑、透明隔腔、第三脑室、侧脑室、脉络丛、小脑、小脑蚓部、颅后窝池等，测量双顶径和头围、侧脑室宽度、小脑横径等。

（二）胎儿脊柱

胎儿脊柱主要检查切面包括矢状切面、横切面及冠状切面。矢状切面上脊柱呈两行排列整齐的串珠状平行强回声带，从枕骨延续至骶尾部并略向后翘，最后融合在一起。在腰段膨大，两强回声带略增宽；两强回声带之间为椎管，其内有脊髓、马尾等。横切面上脊椎呈三个分离的圆形或短棒状强回声，两个后骨化中心较小且向后逐渐靠拢，呈"A"字形排列，前方中央较大者为椎体骨化中心。冠状切面上可见整齐排列的两条或三条平行强回声带，中间一条反射回声来自椎体，两侧的来自椎弓骨化中心。

（三）胎儿面部

胎儿面部可通过矢状切面、冠状切面及横切面来检查，主要观察的结构有双眼球及眼眶、上唇等结构。

（四）胎儿肢体骨骼

妊娠中期时羊水量适中，胎动较活跃，四肢成像较好，此时期是检查胎儿四肢畸形的最好时期。四肢超声检查应遵循一定的检查顺序，对胎儿每条肢体从近段逐一追踪显示至远段，分别依次显示肱骨、尺骨、桡骨、手，股骨、胫骨、腓骨、足。

（五）胎儿胸部

观察胎儿的胸部最常用的切面是横切面，横切面上肺脏位于心脏两侧，两侧肺脏大小相近，呈实质性均匀中等回声，随妊娠进展，肺脏回声渐强。胎儿胸廓的大小与肺的大小有关，观察和测量胸廓的大小可以间接了解胎儿肺的发育情况。

（六）胎儿心脏

检查胎儿心脏的主要切面有：四腔心切面、左室流出道切面、右室流出道切面、三血管切面或三血管气管切面、主动脉弓切面、动脉导管弓切面、上下腔静脉长轴切面等。通过这些切面观察胎儿心脏各个结构，包括左心房、右心房、左心室、右心室、主动脉、肺动脉、动脉导管、房间隔、卵圆孔及卵圆孔瓣、室间隔、二尖瓣、三尖瓣等。

（七）胎儿腹部

腹部脏器主要有肝脏、胆囊、胃、肠、双肾、膀胱。主要筛查切面有上腹部横切面、双肾横切面、脐孔切面、膀胱切面等。

（八）胎儿外生殖器

男胎外生殖器较女胎者易显示。胎儿生殖器在 20 周后 94%～100%可正确辨认。男性可显示阴茎和阴囊，32 周后睾丸下降，在阴囊内可显示双侧睾丸回声。女性可显示双侧大阴唇、小阴唇回声。

（九）胎盘

超声观察的内容包括胎盘着床位置、大小、数目、内部回声、成熟度、与宫颈内口关系、胎盘后方回声以及胎盘内多普勒血流情况等。一般情况下，胎盘厚度约2.0～4.0cm，超声测量胎盘厚度时应在近胎盘中心的横切面或纵切面上，垂直于胎盘内外缘测量最厚处厚度。

胎盘分级：临床上通常用胎盘分级来估计胎盘功能和胎儿成熟度，胎盘分级主要根据绒毛膜板、胎盘实质、基底膜三个部分的回声特征进行判断。

（十）脐带

脐带横切面可显示2条脐动脉和1条脐静脉的横断面呈"品"字形排列，纵切面上表现为两条脐动脉围绕脐静脉呈螺旋状排列。整个孕期脐带长度几乎和胎儿身长一致，但超声不能确定正常妊娠脐带长度。脐动脉多普勒血流成像可评估胎盘－胎儿循环。脐动脉搏动指数（PI）、阻力指数（RI）及收缩期最大血流速度（S）与舒张末期血流速度（D）、比值（S/D）均用来反映胎盘血管阻力，正常情况下PI、RI、S/D随孕周增大而降低，孕7周脐动脉阻力大，只可测到脐动脉收缩期血流信号，孕14周后，所有胎儿都应该出现舒张期血流，通常晚孕期S/D比值低于3.0。

（十一）羊水超声测量

1.羊水指数以母体脐部为中心，划分出左上、左下、右上、右下四个象限，声束平面垂直于水平面，分别测量四个象限内羊水池的最大深度，四个测值之和即为羊水指数（AFI）。AFI≥25.0cm时为羊水过多，AFI<5.0cm时为羊水过少。

2.最大羊水池深度寻找羊膜腔内最大羊水池，内不能有肢体或脐带，声束平面垂直于水平面，测量其最大垂直深度即为最大羊水池深度。最大羊水池深度<2.0cm为羊水过少，最大羊水池深度>8.0cm为羊水过多。

（十二）胎儿生物物理评分

胎儿生物物理评分主要应用于晚孕期评估胎儿是否存在宫内缺氧，通过实时超声持续观察30分钟评价四项指标：胎儿呼吸样运动、胎动、肌张力及羊水量，总分8分。

临床医师可根据评分做出相应的处理，8 分：无明显缺氧改变，可于一周内或后再重复监测一次；6 分：可能有缺氧，如胎肺成熟，宫颈条件好，予以引产；≤4 分：胎儿宫内情况不良；0～2 分需终止妊娠。

1.胎儿呼吸样运动：在实时超声观察下可见胎儿胸廓或腹壁节律的运动为胎儿呼吸样运动（FBM），也可经矢状切面观察膈肌的上下节律运动。

2.胎动：胎动（FM）是指胎儿在宫内的活动，指躯体旋转及四肢运动。

3.胎儿肌张力：正常情况下胎儿在宫内有一定张力，肌肉有一定的收缩性，肢体一般处于屈曲状态，胎体和肢体活动后又恢复到原来的屈曲状态为正常的胎儿肌张力（FT）。

4.羊水量：羊水量（AFV）即羊膜腔内羊水容量，最大羊水池深度≥2cm 为正常。

第四章　心血管疾病超声

第一节　心脏肿瘤

心脏肿瘤是指发生在心腔或心肌内的良性或恶性肿瘤，它和血栓形成了心腔内的大多数的占位性病变。心脏肿瘤为少见病，其中原发性肿瘤更为少见。心脏肿瘤首先表现为心脏占位，超声心动图通过对于心脏占位特点的分析，在鉴别诊断上起到举足轻重的作用，是目前诊断心脏占位的首选手段。对于心脏的占位，超声心动图可以将其分类为：①心脏肿瘤；②血栓；③赘生物；④医源性物质；⑤正常变异组织；⑥心脏外结构等。超声心动图通过对心脏内占位的形状、大小、活动度、附着点、回声特征以及对心脏组织和心包结构影响范围和程度等进行分析，为临床提供了重要的信息，对于选择治疗手段起到了良好的作用。

心脏肿瘤按照肿瘤的发生分为：原发性肿瘤和继发性肿瘤（主要是转移性）。

原发性心脏肿瘤按肿瘤的性质分为：原发性良性心脏肿瘤和原发性恶性心脏肿瘤。

心脏肿瘤按照侵犯的范围分为：心腔内肿瘤，心脏壁肿瘤及心脏外肿瘤。

继发性心脏肿瘤主要是转移性，远较原发性心脏肿瘤多见，为（20∶1）～(40∶1)。

一、原发性心脏良性肿瘤

原发性心脏肿瘤以良性多见，占原发性的 75%，其中最为常见的为黏液瘤，其次为骨骼肌瘤，其他如纤维瘤、脂肪瘤、畸胎瘤、间皮瘤、淋巴管瘤、血管瘤等。

（一）心脏黏液瘤

心脏黏液瘤可发生在各房室，生长缓慢；附着于心内膜上或瓣叶上，左心房黏液瘤常附着于房间隔左房面，接近卵圆孔的边缘，离二尖瓣口较近。附着处基底较小，形成瘤蒂则活动度大，心脏收缩时肿瘤上移进入心房，舒张时常常下降堵塞二尖瓣口，使心房排空困难，左心室灌注时间延长，酷似二尖瓣狭窄。少数为多源性，几个房室腔内均有。

1.病理黏液瘤：病理黏液瘤外观呈半透明胶冻状，略带淡黄色或夹有紫褐色血斑，肿瘤大小不等，呈息肉状或绒毛状或呈分叶状或梨形葡萄状，表面有大小不等结节，易脱落成碎片，有时质较硬不易破碎；肿瘤内部可有散在出血，纤维素变性或钙化。切面呈灰白色半透明胶冻状，质软易碎。镜下，黏液瘤细胞呈星芒状或梭形，核呈卵圆形或梭形。瘤细胞稀少，散在或三五成群，分布于大量黏液样基质中，基质内富含蛋白多糖。组织学表现为在酸性黏多糖基质上存在特征性的星形细胞和梭形细胞，其细胞核为卵圆形，周围有薄壁的毛细血管。电镜下可见瘤细胞表面富有微绒毛或胞质突出，瘤细胞内充满细纤维，是本瘤显著的超微形态学特征之一。关于本瘤的组织发生，观点仍不一致，许多学者认为本瘤来源于心内膜下的多能性原始间叶细胞。

2.临床表现：心脏肿瘤的临床表现多样，与肿瘤所在部位、大小、生长速度、有无瘤蒂及其长短、活动度、瘤内有无出血、变性、坏死及肿瘤有无碎片脱落等有关。由于其缺乏特异性的症状和体征，造成临床诊断困难。超声心动图的应用则大大提高了检出率和诊断准确性。左心房黏液瘤虽为良性肿瘤，但由于瘤体组织可坏死脱落造成栓塞或阻塞二尖瓣口而导致猝死，因此诊断一旦确立应尽快手术，术后护理得当心脏功能可以完全恢复。

（1）血流动力学紊乱：左心房黏液瘤引起肺静脉淤血，右心房黏液瘤引起体静脉淤血，累及心脏瓣膜，引起瓣膜狭窄样的改变或瓣膜关闭不全。左心房黏液瘤临床症状与二尖瓣狭窄类似。患者有呼吸困难、气急、心悸、咯血、乏力、非典型性胸痛等症状。右心房黏液瘤的临床表现为右侧心力衰竭症状，包括肝大、腹腔积液以及双下肢或全身水肿。

（2）栓塞：黏液瘤可引起体循环血管栓塞。约50%的栓子累及中枢神经系统的颅内外动脉，发生脑血管意外。右心黏液瘤可引起肺动脉栓塞，出现胸痛及胸膜刺激症状。

（3）全身反应：发热、疲乏、贫血、荨麻疹、小腿肌肉酸痛、关节痛、夜间盗汗、脉管炎、雷诺现象、杵状指（趾）等。

（4）感染：黏液瘤并发感染较为少见，表现为感染性心内膜炎。感染增加了体循环栓塞的机会。黏液瘤并发感染需要急诊手术切除。

（5）体征：左心房黏液瘤患者心脏听诊可有心动过速以及心尖区舒张期杂音，伴二尖瓣关闭不全时，可闻及收缩期杂音。黏液瘤患者心脏杂音的一个重要特点是随体位改变，杂音性质和强度也随之改变。右心房黏液瘤的体征不明显，在胸骨右下缘可听到舒张期杂音。右心房黏液瘤患者可发现颈静脉怒张，肝淤血增大，下肢水肿，甚至腹腔积液。

3.左心房黏液瘤的超声心动图改变

(1)M 型超声心动图：在二尖瓣波群及心底波群可见二尖瓣纤细，无增厚表现。M型可显示肿瘤活动与心时相的关系，舒张期二尖瓣后方有云雾状回声团，而收缩期云雾状回声出现于左心房内。此外二尖瓣 EF 斜率（EFV）可减慢，二尖瓣前叶与云雾状光团间有一无回声间隙，有时可见二尖瓣前叶扑动。二尖瓣前叶可呈城墙样改变，但瓣叶厚度正常，舒张期前后叶曲线呈逆向运动可与风心病二尖瓣狭窄相鉴别。心底波群则显示收缩期在左心房范围内出现云雾状回声团块，舒张期可消失。

（2）二维超声心动图：左心长轴切面及心尖四腔切面可见肿瘤有蒂附于房间隔中部，舒张期肿瘤脱入二尖瓣口阻塞二尖瓣口血流，收缩期返回至左房。

A.形态：左心房内见一致密反射光团，一般为5～6cm，均匀一致，若中心有坏死则可有液性暗区，该致密光团可变形，收缩期呈圆形，舒张期至二尖瓣口呈椭圆形。

B.部位：借助蒂附着于房间隔卵圆孔周围，蒂长为2～5mm。蒂的基底部一般较窄。

C.活动度较大，左心房黏液瘤对二尖瓣口阻塞的影响程度与瘤蒂的长短、附着部位距瓣口的远近及瘤体大小有关。

D.一般不影响房室大小，肿瘤位于心房阻塞房室瓣常导致心房扩大，与房室瓣狭窄改变相似，如瘤体阻塞二尖瓣口严重，则可致左心房、右心室增大。

经食管超声心动图尤其经食管实时三维超声心动图对肿瘤空间关系定位和累及部位、活动度等的观察更为有效。

此外，心脏黏液瘤尚可发生在右心房、右心室等部位，肿瘤附着点不同，但是超声回声特点类似。

（3）多普勒超声心动图：彩色多普勒于心尖四腔切面或左心长轴切面可见舒张期房室瓣开放与射流束出现有一时间间隔，在黏液瘤与房室瓣环间出现多条边缘型射流束，在左心室内形成多色斑点的湍流。

脉冲多普勒可于二尖瓣左心室侧探及舒张期射流信号。部分患者心房内出现反流信号，分布多较局限。

连续波多普勒可定量分析肿瘤对二尖瓣舒张期血流的梗阻程度，测定跨二尖瓣平均压差，可以反映二尖瓣口血流受到的影响程度。

4.鉴别诊断心内血栓：二尖瓣狭窄尤其伴有心房纤颤的病例常有左心房附壁血栓，血栓常附着于左心房后壁，基底宽不活动，表面尚平整，新鲜血栓呈低回声，血栓纤维化则回声较强或深部为较强回声，表面为低回声，常见的附壁血栓易于鉴别。血栓受血流冲击可大部分与房壁脱离成为带蒂血栓或完全脱落成游离血栓，经血流冲击成圆形或椭圆形，不能通过狭窄的瓣口而往返于二尖瓣口与心房之间，游离血栓在心房中游动，不断变动位置；有蒂的血栓从超声图上难以鉴别，常伴有二尖瓣重度狭窄，心房黏液瘤则二尖瓣无病变。

（二）心脏骨骼肌瘤

心脏骨骼肌瘤多见于 15 岁以下儿童。骨骼肌瘤可呈错构瘤样生长，约 90%病例是多发性的，30%病例可伴结节硬化症、皮脂腺瘤和良性肾肿瘤。肉眼观，肿瘤多位于左心室和右心室的心肌内，常为多发性，直径数毫米至数厘米。镜下，瘤组织疏松，细胞较大（直径可达 80μm），呈卵圆形。胞质空泡状，富含糖原，核居中，核仁明显。核周围的胞质呈疏网状，细胞形似蜘蛛，故有蜘蛛细胞之称。目前认为本瘤是一种源自胚胎心肌母细胞的婴儿错构瘤。临床上，肿瘤小者可无症状，大者可向心腔突起，引起阻塞症状，多发性肿瘤常引起严重的充血性心力衰竭。肿瘤常常多发，容易发生在右心室或者右心室流出道甚至肺动脉内。有时在出生前的胎儿超声心动图检查也能够发现。

（三）心脏纤维瘤

心脏纤维瘤多见于婴儿和儿童，心脏肿瘤如有钙化强烈提示纤维瘤。临床上，可引起左、右心室流出道阻塞症状及充血性心力衰竭。肉眼观，肿瘤多位于左心室或室间隔内。镜下，与其他部位的纤维瘤相似。超声心动图显示肿瘤多为单发，大小不一，直径有时可达 10cm，其回声改变和其他部位纤维瘤类似，部分瘤体内可见钙化灶。

（四）心脏弹性纤维瘤

心脏弹性纤维瘤很少产生症状，这些肿瘤的生长偶尔可影响心功能，引起心律失常、传导障碍或心影增大。弹性纤维瘤常发生在心脏瓣膜或者心内膜移行处，常常是常规超声心动图例行检查偶然发现的，肿瘤容易生长在房室瓣的新房面和动脉瓣的心室面，主动脉瓣最容易受到累及，瘤体不大，偶可造成流出道梗阻，栓塞则是罕见的并发症。

（五）其他心脏良性肿瘤

心脏脂肪瘤偶在尸检时发现，很少引起症状。多发生在心外膜和心包膜处，与身体其他部位的脂肪瘤回声相同，一般回声较为均匀，瘤体内部坏死液化则回声可以不均。

血管细胞瘤和间皮瘤系小的肿瘤，常位于心肌内，作为累及房室结的后果可引起房室传导障碍甚至猝死。超声回声一般较强。

囊性占位比较少见。其中最常见的是心包囊肿，多为单发或者单房性改变，最大的可以达到 1000mL。此外还有淋巴管囊肿为淋巴管的增生和扩张，形成厚壁囊性结构，可以随心腔压力变化变形，多发生于室壁等。畸胎瘤多位于心包，少数位于心内，尤其右心，成分叶状多房性囊状改变，大小不一，较大的可达 4~8cm。棘球囊肿则可多发，常常累及心肌，也可向心腔内外突起，累及左心较为常见。

二、心脏原发性恶性肿瘤

心脏原发性恶性肿瘤甚少见，约占心脏原发性肿瘤中的 25%，其中肉瘤占 20%。心脏肉瘤为心脏最常见的恶性肿瘤，包括血管肉瘤，骨骼肌肉瘤、平滑肌肉瘤、纤维肉瘤、骨肉瘤等，此外尚有淋巴肉瘤、脂肪肉瘤、间叶瘤、恶性间皮瘤、黏液肉瘤等。心脏的恶性肿瘤可起自任何心脏组织，主要发生于儿童。

（一）心脏肉瘤

心脏肉瘤的临床症状包括突然出现心力衰竭；快速积聚出血性心包积液，常伴心脏压塞；以及各种心律失常或心脏传导阻滞。与良性心脏肿瘤相比，恶性心脏肿瘤更急，更快恶化，且可转移到脊柱、邻近的软组织以及主要的器官，预后很差，治疗通常是姑息性的（如放疗、化疗和治疗并发症）。

超声心动图改变主要为肿瘤侵犯部位和范围大小，以及对心脏血流动力学的影响和常常伴发的大量心包积液。血管肉瘤常常发生于右心房，而骨骼肌肉瘤和纤维肉瘤等则可以发生在心脏任何部位。因此，心脏内和心壁内融合性的占位病变伴发心包积液往往是基本的超声改变。经胸超声往往只能大致判断侵犯部位，经食管超声心动图对于肿瘤浸润的范围和部位的判断准确性较高。与转移性心脏恶性肿瘤鉴别关键在于有无心脏外的原发病灶。

心脏恶性肿瘤与良性肿瘤，术前两者难于区别，一般常在术后切除肿瘤标本或尸检解剖中得到正确的病理诊断。心脏恶性肿瘤由于术中难以达到根治，故手术后局部肿瘤复发机会很大或发生身体重要器官的远处转移而死亡。根据超声学特点，良性与恶性肿瘤基本上靠临床鉴别，病理组织学检查可明确诊断。

（二）其他心脏原发性恶性肿瘤

淋巴瘤较罕见，可以发生在心脏上，临床诊断困难，常常依靠心内膜心肌活检或者心包积液病理学检查确诊。

此外还有较为罕见的神经源性肉瘤、恶性畸胎瘤、胸腺瘤等。

三、心脏转移性肿瘤

心脏转移瘤的发病率是心脏原发性恶性肿瘤的 20～40 倍。转移瘤最常累及的为心包，其次为心肌，再次为心内膜。常常引起心包积液，甚至是大量顽固性心包积液。

（一）主要转移途径

1.血行转移：心脏转移性肿瘤以血行转移最常见，主要通过血路转移至心脏的肿瘤有肉瘤、白血病和黑色素瘤。肾癌可以直接经过下腔静脉转移到右心房而侵犯心脏。

2.淋巴转移：主要通过淋巴路转移至心脏的肿瘤有肺癌和乳腺癌。恶性肿瘤包括癌肿、肉瘤、白血病和网状内皮细胞肿瘤，可转移到任何心脏组织，肺和乳腺癌最常侵犯心脏，恶性黑色素瘤为转移到心脏发生率最高的肿瘤之一。

3.直接转移：心脏转移瘤可从邻近器官的恶性肿瘤蔓延而来，直接侵犯心脏的肿瘤多为胸部原发性肿瘤如支气管癌、胃癌、食管癌、乳腺癌、肺癌和恶性纵隔肿瘤等。

（二）临床表现

任何恶性肿瘤均可转移至心脏和心包，心脏转移性肿瘤的临床表现为突然心脏增大，胸部 X 线片示心影轮廓异常，有心脏压塞、心律失常或不能解释的心力衰竭。往往是由于肿瘤直接侵犯心包、心肌、心内膜导致，可以严重影响心脏收缩和舒张功能，甚至导致患者死亡。

（三）超声心动图

累及心脏的肿瘤可位于心腔内、心壁内或心外。大多数心房肿瘤呈腔内型，而心室肿瘤则壁间侵犯较为多见。超声心动图可以发现被转移性肿瘤侵犯的心脏组织有占位性病变成者心腔内较大实质性占位，可以引起心腔内梗阻以及瓣膜功能失常导致瓣膜反流，甚至影响心室收缩和舒张功能，常常伴有大量顽固性心包积液等，而原发病是重要的诊断依据之一。

（四）治疗与预后

心脏和心包的转移性肿瘤属恶性肿瘤的晚期表现，并常和其他部位的转移瘤共存。转移性心脏肿瘤治疗为非手术性的，与原发性恶性肿瘤相同，治疗效果较差，患者预后差。心脏转移性肿瘤也可根据原发肿瘤的性质，进行放疗或化疗。某些可以选择非手术治疗，如当心脏转移性肿瘤为孤立性病变引起心室梗阻的患者，可选择手术治疗。心脏转移性肿瘤伴有严重心包积液，引起心脏压塞时，可选择手术以缓解症状。当原发肿瘤病灶已行手术切除或已得到控制时，心脏转移性肿瘤可以选择手术切除。肾肿瘤或某些腹部肿瘤侵入下腔静脉和右心房，如能一并切除，可在体外循环下进行一期手术。总体来说心脏转移性肿瘤预后很差。

总之，超声心动图可以直观显示心脏肿瘤部位、大小、形态、数目与心壁的关系及其活动规律以及受肿瘤侵犯的心脏腔室大小、功能状态、有无积液等，使心脏肿瘤的术前诊断率显著提高，优于其他创伤性诊断方法包括 X 线心血管造影及核素检查，成为诊断心脏肿瘤的最佳方法。良性心脏肿瘤形态一般较为规则，内部回声常较均匀，可有蒂附着于心脏组织，活动度较大，一般不会出现顽固性大量心包积液；心脏恶性肿瘤常常形态不规则，内部回声不均匀，基底部宽，常侵犯心脏正常组织导致瘤体和心脏正常组织间界限不清，活动度较小，多数伴有心包积液。当然，不管心脏内是良性或者恶性肿瘤，都有可能导致栓塞等严重并发症，有可能的话还是及早手术切除。

第二节　慢性肺源性心脏病

慢性肺源性心脏病（CCP）是由于长期慢性支气管炎、阻塞性肺气肿以及其他肺、胸疾病或血管病变引起的主要侵犯心、肺的疾病，以肺动脉高压、缺氧、二氧化碳潴留、右心室后负荷增大为主要临床特征，最终引起右心功能衰竭和（或）呼吸衰竭，部分患者并发左心功能异常，甚至全身其他系统功能失调。

一、定义、病因和发病机制

（一）定义

CCP 是因肺组织、肺动脉血管或胸廓的慢性病变引起肺组织结构和功能异常，导致肺循环阻力增加以及肺动脉压力增高，进而使右心肥厚、扩大，甚至发生右侧心力衰竭的心脏病。

（二）病因

据统计，国内将近 80% 的 CCP 由慢性阻塞性肺疾病（COPD）发展而产生。中华医学会呼吸病学会慢性阻塞性肺疾病学组在 2002 年制定的慢性阻塞性肺疾病诊治指南中指出，COPD 是一种以气流受限为特征的疾病，气流受限不完全可逆，呈进行性发展，与肺部对有害气体或有害颗粒的异常炎症反应有关。COPD 与慢性支气管炎和肺气肿关系密切，其长期病变造成的呼吸性细支气管气腔扩大、形态不均伴随肺泡及其他组成部分的正常形态被破坏或者丧失，致使气道阻塞、肺泡缺氧以及二氧化碳滞留，逐渐形成肺动脉高压，增加右心负担，最终导致右心肥厚、扩大成为肺源性心脏病，心脏前负荷的增加又加速这一过程的进展。

近年来限制性通气障碍疾病造成 CCP 的发生有所增多，此类疾病包括如肺结核、广泛性肺纤维组织增生、各种胸廓和脊柱畸形等，由于肺组织广泛损坏、变性、切除、实变、不张、胸膜粘连、胸廓或脊柱变形等导致肺组织和胸廓扩张受限。其他较少见的引起慢性肺源性心脏病的病因还包括弥散功能障碍性疾病，如硅沉着病、石棉肺、结节病、弥漫性肺间质纤维性病变等，以及肺动脉分支的慢性阻塞性疾病，如结节性多发性动脉炎和广泛性肺动脉栓塞等。

（三）发病机制

右心后负荷增加是 CCP 的重要发病机制，而肺动脉高压是后负荷增加的主要原因。对于 COPD 患者，肺动脉压升高主要是由于肺小动脉收缩和血管重构使肺小动脉阻力增大所致，其中肺泡缺氧和低氧血症起到重要作用：缺氧能使肺血管内皮受损而致肺血管床内收缩和舒张因子的产生失去平衡；缺氧使肺小动脉离子通道发生变化使细胞内 Ca^{2+} 增加导致血管收缩；缺氧使肺小动脉内膜增厚、纤维化，并引起中层平滑肌增生导致管腔狭窄。此外，COPD 患者肺内毛细血管的减少、由于凝血功能失常所致的肺血管内微血栓或血栓形成、因红细胞增多致使血黏度增高，以及心排血量和肺血容量的增多等，均参与肺动脉高压的形成。

二、病理及病理生理

CCP 在病理学上典型的心脏病理改变体现在右心室肥厚和右心系统腔径扩大。病情进展过程中肺循环阻力和压力逐渐增高，为应对这一血流动力学变化，右心室壁的肉柱和室上嵴发生肥大，右心室腔逐渐扩大，右心室前壁横向扩大，心尖区向前方和两侧扩大，肺动脉圆锥明显膨隆。病理学上，室上嵴厚度和右心室壁厚度被认为是诊断右心室肥大敏感且可靠的指标。

由 COPD 发展而形成的 CCP，其肺动脉高压的进展过程非常缓慢，即便是病情已显著进展的患者，肺动脉压力通常也只是中等程度增高。对于 COPD 患者，明确何时出现肺动脉高压非常有意义。研究表明，COPD 自然病程早期，肺循环的异常改变在肺动脉高压出现之前若干年就已经存在，这个阶段仅仅在进行运动试验时才可能发现肺动脉压升高，静息状态下并无征象。至病程后期，静息状态下亦出现肺动脉压增高。COPD 进展为 CCP 过程中肺动脉压缓慢升高，使右心室有足够时间去适应压力负荷的增加，这期间室腔扩大导致右心室收缩末期和舒张末期容量增大，每搏量基本不发生改变，而右心室射血分数有所下降。

三、超声心动图表现

（一）二维超声心动图

理论上二维超声心动图可从各个切面和角度显示整个右心系统，包括腔静脉，右室壁，右心室流入道和流出道腔径，三尖瓣，肺动脉瓣，肺动脉主干以及左右分支。

CCP多见于老年人伴COPD患者,因肺气肿或其他肺部及胸廓病变导致心脏位置下移,部分个体声窗范围狭小,多数患者伴不同程度肺功能减退,不能进行有效的屏气动作予以配合,直接影响心脏二维图像质量。操作时需将探头向下、向内侧移动,置于4～6肋间近中线处,甚至在剑突下区域扫查方能显示心脏结构。

1.右心扩大,右心室壁增厚于胸骨旁左心室长轴切面,左心系列短轴切面,心尖四腔切面均显示右心室和右心房内径不同程度增大,这是长期右心负荷过重的结果。部分重症病例,心尖四腔切面显示右心室组成心尖的主要部分,心尖变圆钝,整个右心室失去正常的新月形或三角形结构,呈椭圆形。

于胸骨旁左心室长轴切面、左心系列短轴切面、剑突下四腔切面显示右心室壁不同程度增厚,尤以前壁易清楚显示,通常>5mm,并且活动度可增强,幅度>6mm。

由于室上嵴位置特殊,参与形成的肌束在不同个体中的结构和形态复杂多变,二维超声扫查并不能显示其全貌。因此,室上嵴增厚尽管在病理学上很有意义,二维超声心动图却无法进行有效测量。

2.右心室流出道及肺动脉增宽,胸骨旁右心室流出道切面以及心底水平大血管短轴切面显示右心室流出道增宽,宽幅>30mm。病程早期右心室腔尚未明显扩大时,右心室流出道内径已经扩大,在连续动态监测中发现该指标可随病情的变化有所增减。

心底水平大血管短轴切面显示肺动脉主干内径增宽,通常>28mm,或者肺动脉主干内径大于主动脉内径。另外,左、右肺动脉亦明显增宽,如右肺动脉内径>18mm为支持诊断的指标(正常人右肺动脉内径<16mm)。一些病例中偶尔可发现肺动脉管腔内局部附壁血栓形成。

3.左心室、室间隔的变化以及心包腔积液COPD所致的CCP,大多肺循环血流量减少,这使左心房充盈程度下降,左心房内径测值变小。长期右心负荷过重和肺动脉高压导致在右心室发生形态学变化的基础上左心室几何形态逐渐发生改变,失去原来的椭圆形态,变得狭长,内径测值明显减小,最终整个心脏表现为右心占优势。

病程后期,胸骨旁左心室长轴和短轴切面可显示室间隔一定程度增厚,并且失去常态地向左心室一侧膨隆，协同右心室舒缩而运动。

少数患者出现心包腔积液，表现为脏层和壁层心包间不同宽度的带状液性暗区。

4.腔静脉及其属支扩张，长期肺动脉高压致右侧心力衰竭时，上腔静脉、下腔静脉及肝静脉均扩张。上腔静脉位于胸骨后方较难在经胸超声心动图显示，下腔静脉和肝静脉扩张可分别于剑突下下腔静脉长轴切面和肋缘下斜切面得以显示。腔静脉除内径扩张以外，管径随呼吸运动而变化的幅度明显下降，可以<50%，重者甚至消失。

（二）M 型超声心动图

1.右心室腔和室壁改变：右心室内径和流出道内径增大，右心室前后径>20mm，右心室流出道内径>30mm。左心室与右心室内径之比<2。右心室前壁厚度>5mm。

2.室间隔运动改变：早期室间隔运动变化不明显；重症或病程晚期室间隔由于协同右心室做功及参与右心室搏出，表现为活动度明显下降并最终与左心室后壁呈同向运动。

3.肺动脉瓣活动曲线改变：正常人肺动脉瓣活动曲线于舒张晚期可示明显 a 波，肺动脉内压力增高时 a 波变浅，a 波<2mm，严重时 a 波消失。

由于右心室需克服肺动脉内增高的压力，使射血前期时限延长，导致肺动脉瓣延迟开放。右心室收缩期间，如压力不能克服肺动脉内压力而保持肺动脉瓣在全收缩期开放，则可使后者在收缩中期提前关闭，形成"V"型形动曲线，如右心室压力在收缩中后期再次超过肺动脉压致肺动脉瓣又一次开放，则形成"W"形活动曲线。

4.房室瓣活动曲线变化：整个右心系统负荷增加致三尖瓣活动度增大，E 峰波幅增高，DE 与 EF 斜率均上升，A 峰波幅则可能降低。

如左心室形态变化明显，心脏以右心占优势，则二尖瓣活动度明显下降，E 峰和 A 峰波幅均减低，EF 斜率下降。

5.左心大小改变：早期左心室和左心房内径改变不明显，右心负荷过重及持续肺动脉高压则造成左心室容量减少，内径测值减小，左心房前后径亦明显减小。

（三）多普勒超声心动图

在 CCP 的临床诊治中，超声多普勒技术的主要作用始终围绕肺动脉血流动力学监测，重点是通过对三尖瓣和肺动脉瓣血流的检测评估肺动脉压力。

1.彩色多普勒血流显像（CDFI）

可于心脏各个断面显示三尖瓣反流和肺动脉瓣反流的空间分布，根据反流束的方向和部位引导脉冲波多普勒和连续波多普勒获取清晰完整的频谱，从而进行定量分析。

CCP 进展过程中出现进行性右心室和右心房扩大，三尖瓣环被动扩大，而瓣叶本身并无特殊改变客观上造成瓣叶对合不良直至出现功能性关闭不全。胸骨旁心尖四腔切面 CDFI 显示发生于收缩期、自右心室经三尖瓣和扩大的瓣环射入右心房的反流信号。早期反流束可以呈细束状沿不同方向射入右心房，当右心明显扩大时，反流束逐渐增粗，面积增大，通常沿右心房中部行进。如反流速度明显增快，CDFI 显示反流信号呈五彩镶嵌的图像。

由于右心室流出道和肺动脉主干内径增宽，肺动脉瓣环亦扩大，致肺动脉瓣关闭不全。CDFI 于心底水平大血管短轴切面可显示发生于舒张期、自肺动脉主干经肺动脉瓣进入右心室流出道的反流信号。

反流束的增粗代表反流量的增加，反流速度增快时呈五彩镶嵌的图像。

2.脉冲波多普勒（PWD）

（1）肺动脉瓣口收缩期血流频谱：PWD 用于获取肺动脉瓣口收缩期血流频谱，取样容积置于肺动脉瓣上（肺动脉腔内）距瓣尖 1cm 处。正常肺动脉瓣口收缩期血流频谱形态呈倒三角形，中间无充填，加速支和减速支基本对称，峰值速度出现于收缩中期，流速为 50～130cm/s，可因呼吸运动的影响有所波动。正常人肺动脉瓣收缩期血流加速时间为（137±17）ms。

肺动脉压增高时，肺动脉瓣口收缩期血流频谱呈现为不对称三角形，加速支变得陡直，加速时间缩短[(80±10)ms]，速度峰值前移，峰值可减慢至<60cm/s。此外，肺动脉高压时该频谱还可以表现为血流速度快速达到峰值水平，而后减速，并再次缓慢

加速，可在收缩中期以后形成第二个波峰。

结合心电图，可以发现肺动脉瓣开放延迟，右心室射血前期（RVPEP）时间延长，射血时间（ET）缩短，PEP/ET 比值升高，若>0.35 则提示肺动脉高压，正常人该比值为 0.16～0.30。

（2）三尖瓣口舒张期血流频谱：肺动脉高压时，右心室舒张压亦增高，PWD 于胸骨旁心尖四腔切面获取三尖瓣口舒张期血流频谱，其峰值速度减慢。如同时伴有较严重的三尖瓣关闭不全，收缩期的大量反流使右心房血容量增加，舒张期流经三尖瓣口的血流量也相应增加，此时三尖瓣舒张期血流频谱峰值速度可增高，E 峰加速度增快。

3.连续波多普勒（CWD）

连续波多普勒技术有助于评估 CCP 患者肺动脉压力，为诊疗提供有效信息。

如右心室流出道不存在狭窄或梗阻状况，可以右心室收缩压（RVSP）代表肺动脉收缩压（PASP），而右心室流出道舒张压则可代表肺动脉舒张压（PADP）。应用 CWD 获取三尖瓣和肺动脉瓣反流频谱后，能进一步测量和估算肺动脉内压力。

(1)肺动脉收缩压(PASP)估测：胸骨旁心尖四腔切面以 CWD 取样线获取三尖瓣反流频谱，测量其最大反流速度，根据修饰后的伯努利方程：$\Delta P=4V^2$，计算收缩期右心室与右心房之间压力阶差 ΔP 右心室－右心房，右心室收缩压则为室房之间压差加上右心房压力。

ΔP 右心室－右心房=$4V^2$(V 为三尖瓣最大反流速度)

右心室收缩压(RVSP)=ΔP 右心室－右心房+右心房压

右心房压力的估测可用 2 种方法：一种是以右心房大小来评估，当右心房内径正常时为 5mmHg，轻、中度增大时为 8～10mmHg，重度增大时为 15mmHg；另一种是以下腔静脉内径及其随呼吸运动的变化情况来评估。

(2)肺动脉舒张压(PADP)估测：心底水平大动脉短轴切面，清楚显示右心室流出道和肺动脉主干，以 CWD 取样线获取肺动脉瓣反流频谱，测量其最大反流速度，同样根据修饰后的伯努利方程($\Delta P=4V^2$)，计算肺动脉主干与右心室流出道之间压力阶差ΔP肺动脉－右心室流出道，加上舒张期右心室压，可代表无流出道梗阻状态下肺动脉舒张压(PADP)。右心室舒张期压力可以右心房舒张压近似替代。

ΔP动脉－右心室流出道$=4V^2$（V为肺动脉瓣最大反流速度）

肺动脉舒张压(PADP)$=\Delta P$动脉－右心室流出道+右心室舒张压

$\qquad\qquad =\Delta P$肺动脉－右心室流出道+右心房舒张压(以5mmHg计算)

（3）肺动脉平均压计算：肺动脉平均压可按下列2种方法进行计算。

肺动脉平均压$=(PASP+2PADP)/3$

PASP和PADP可用前述方法计算。

肺动脉平均压$=80-ACT/2$

ACT为肺动脉瓣收缩期血流频谱加速时间，以ms为单位。

根据世界卫生组织（WHO）规定，静息状态下肺动脉平均压>25mmHg，运动过程中>30mmHg可诊断肺动脉高压。我国第三届全国肺心病心功能专题会议制定了国内肺动脉高压诊断标准（高原地区除外）：静息状态下，肺动脉平均压>20mmHg，肺动脉收缩压>30mmHg；运动状态下，肺动脉平均压>30mmHg。国内标准认为静息状态下肺动脉平均压已高于正常时，称为显性肺动脉高压；如静息状态下肺动脉平均压正常，而运动时>30mmHg则称为隐性肺动脉高压。

频谱估测肺动脉与右心室流出道间压差约45mmHg，加上右房舒张压5mmHg，则肺动脉舒张压约为50mmHg。

肺动脉压力是判断慢性肺源性心脏病患者肺循环血流动力学状态的重要指标，准确估测肺动脉压力对临床诊治工作和判断预后具有重要意义。尽管可以用心导管测压的方法来评估肺动脉血流动力学，但作为一种侵入性技术，目前在慢性肺源性心脏病患者中并无广泛应用。而超声多普勒技术作为非侵入方法之一，并且估测结果与心导管法测值具良好相关性，在临床工作中已得到广泛应用。

4.肺动脉高压时心功能改变

（1）右心功能改变：长期肺动脉高压导致右心房、室腔径扩大，室壁增厚，右心前、后负荷均增加，以后负荷增加为主要改变。与左心室相比，右心室心搏量受后负荷影响更为明显，患者较早地出现收缩功能减低，表现为右心室射血分数（EF）下降，可以用超声心动图二维面积长度法或Simpson法等进行测量和计算，具体参照有关心功能检测章节。EF是临床应用最广泛的右心室收缩功能指标，一般认为EF<50%提示收缩功能下降。

三尖瓣环收缩期位移（TAPSE），代表三尖瓣环水平心肌组织收缩期自心底部向心尖部缩短的程度。取胸骨旁心尖四腔切面，在二维超声的引导下将M型取样线通过三尖瓣环侧壁处获得M型曲线,测量舒张期与收缩期三尖瓣环位移的差值即为TAPSE。TAPSE提供了右心室排空及收缩期右心室运动的信息，肺动脉高压致右心室功能受损时，TAPSE测值显著降低，与右心室EF的改变呈正相关。因此，TAPSE也可作为评估右心室收缩功能的指标，据文献报道，正常人TAPSE>1.5cm。

胸骨旁心尖四腔切面将脉冲波多普勒取样容积置于三尖瓣叶右心室侧，获取舒张期血流E峰和A峰最大速度，并计算E/A比值，该值在明显肺动脉压升高时较正常人低，但并不一定出现E/A比值<1的现象。

（2）左心功能改变：持续肺动脉压增高将造成左心室功能损害。由于右心扩大肥厚，室间隔参与右心室做功等原因，影响左心室舒张早期血流充盈，致使二尖瓣口血流频谱E峰最大速度降低，A峰最大速度增大，E/A比值<1。左心室射血分数亦可显著降低，EF<50%。

四、超声心动图新技术在慢性肺源性心脏病中的应用

所有应用于本病临床研究的超声心动图技术无非关注两个问题，一是如何精确地测量右心容量和机械运动，以准确评价右心功能；二是如何早期发现肺动脉压增高并定量评估。

（一）实时三维超声心动图

由于右心室形态复杂，受负荷状态影响发生的形变程度较大，右心室流入道和流出道不在同一个二维平面，并且右心室腔内肌小梁结构数目众多，经胸二维超声心动图对右心功能的精确定量受到一定限制。实时三维超声心动图可不受右心室形态结构的限制，快速显示三维立体结构分布，尤其经食管实时三维超声心动图能获取更清晰的图像，全方位显示右心室流入道、流出道和心尖部的形态细节，较二维图像更准确地估测右心室容量并计算 EF。与普通二维方法相比，用三维方法测算的右心室 EF 与右心导管和放射性核素心室造影的结果有更高的相关性。

（二）组织多普勒成像

1.Tei 指数和组织速度图：应用多普勒组织成像技术获取右心室游离壁和三尖瓣瓣环运动频谱，可用单个频谱进行 Tei 指数计算。Tei 指数又称心肌活动指数（MPI），是一个评价心脏收缩与舒张整体功能的指标，计算方法为等容收缩时间加等容舒张时间之和除以射血时间。无论取自室壁抑或瓣环，右心 Tei 指数均与血流动力学变化和右心功能密切关联。此外，右心室游离壁及三尖瓣瓣环运动频谱中收缩期 Sa 波和舒张早期 Ea 波的峰值速度亦与右心室病变程度以及 EF 相关，在右心室功能异常的个体中 Sa 波和 Ea 波峰值速度明显下降。

2.应变及应变率：应变反映心肌组织在张力的作用下发生变形的能力，应变率是应变的时间导数，反映心肌组织发生变形的速度。利用组织多普勒成像技术进行右心室应变及应变率分析，可以克服常规组织速度图定量心肌病变节段时受邻近正常组织的速度干扰。据研究，COPD 并发肺动脉高压的患者，其右心室应变及应变率测值明显低于不伴肺动脉高压的 COPD 患者和正常人群，表明肺动脉高压时右心室功能受损，与创伤性血流动力学检测以及磁共振对右心功能的评估结果一致。

（三）声学造影技术

声学造影技术的应用主要是为了让造影剂强化部分患者微弱的三尖瓣和肺动脉瓣反流信号，清晰地显示反流频谱全貌，更有效地测量肺动脉压力。造影剂的另一个作用是充盈室腔后可以使右心室内膜面显示更清晰，从而更准确地评估右心室容量变化和心功能。

（四）经食管超声心动图

经食管超声心动图被认为能够成功地显示肺动脉主干和左右分支腔内血栓，并在一些重症病例中揭示其治疗前后的变化。但是，TEE 的总体应用不如经胸超声心动图或 CT 广泛，临床诊治指南中并不推荐 TEE 作为本病的常规检查手段。

五、鉴别诊断

超声心动图技术诊断 CCP 时应当注意，尽管二维声像图和多普勒技术能够比较敏感地检出病理形态学和血流动力学方面的改变，但这些变化不具特异性。右心系统腔径扩大，右心室壁增厚，三尖瓣和肺动脉瓣反流，肺动脉压升高等并非 CCP 特有，其他心血管疾病可以存在相似改变，必须结合临床病史以及各项检查资料，综合分析后才能作出正确诊断。从超声心动图诊断角度，需要与一些疾病进行鉴别。

CCP 引起的肺动脉高压是一种继发性改变，需与由其他原因引起的肺动脉高压区别。先天性心脏病房间隔缺损，Ebstein 畸形，风湿性心瓣膜病二尖瓣狭窄等疾病均可表现为右心扩大、右心系统及肺动脉血流动力学改变，由于二维超声图像能够明确显示其异常的结构，如房间隔回声中断，二、三尖瓣瓣叶回声、形态、位置或启闭活动异常，超声多普勒技术可显示局部相应的分流、狭窄、反流的信号，所以与此类疾病进行鉴别诊断并不困难。

CCP 右心室壁增厚应与各种原因的右心室流出道梗阻、肺动脉瓣狭窄区别。后两者结构上的异常亦能在二维声像图显示，超声多普勒技术则可显示不同于 CCP 的血流动力学改变，其肺动脉腔内处于相对低压状态，右心室为高压腔，因而肺动脉压不能用本节前述方法进行估测。

单从超声心动图角度，COPD 所致的肺动脉高压与原发性肺动脉高压鉴别诊断比较困难。二维声像图和超声多普勒显示两者几乎相同的改变，必须结合临床病史才能作出判断。

作为一种无创性影像学技术，超声心动图目前广泛应用于 CCP 的临床诊治。通过定期的心脏超声检测，可以了解疾病动态进展情况，及早发现肺动脉高压。右心室 EF 和肺动脉压力测值是最重要的评估指标，持续的 EF 下降和肺动脉压升高提示预后不佳。与预后相关的超声检测指标还包括：右心房大小，有否并发心包积液，右心室 Tei 指数和三尖瓣环收缩期位移。

第三节　心包炎和心包积液

心包炎与心包积液关系密切，心包积液是心包炎症最重要表现之一，但并非所有心包炎均有心包积液，少数心包炎仅有少量炎性渗出物。反之，心包积液不一定是炎症性，还有非炎症性。心包炎一般分为急性、慢性心包炎及缩窄性心包炎。心包积液按性质一般分为漏出液性、渗出液性、脓性、乳糜性、血性等。

急性心包炎心包呈急性炎症性病理改变，包括炎性细胞浸润、局部血管扩张、纤维素沉积等。受累心包常有纤维蛋白，纤维素沉积等多种渗出物，表现为心包积液等各种形式。心包炎反复发作，病程较长为慢性心包炎，容易发展为缩窄性心包炎，主要表现为心包增厚、粘连、纤维化和钙化等。部分心包腔消失，壁层及脏层融合或广泛粘连。

一、血流动力学

急性心包炎没有心包积液时，对血流动力学无明显影响，随心包积液量增多，心包腔内压力逐步升高，渐渐地对血流动力学产生影响，主要表现为心房、心室舒张受限，舒张末期压力增高，心室充盈不足，心排血量减少。短时间内出现较多心包积液可引起心包填塞，发生急性心功能衰竭。缩窄性心包炎也主要影响心脏舒张功能，使心腔充盈受限，导致慢性心功能衰竭。

二、诊断要点

（一）定性诊断

1.二维超声心动图：缩窄性心包炎可见心包增厚，尤其以房室瓣环部位最为显著，双心房扩大，双心室腔相对缩小，吸气时室间隔舒张早期短暂向左心室侧异常运动。超声只能间接反映积液性质，如心包腔内的纤维条索、血块、肿瘤和钙盐沉着等。化脓性和非化脓性心包积液均可见到纤维条索；手术及外伤后，血性心包积液内可见血块；确诊为恶性肿瘤时，心包腔内有时可见到转移性病灶，常附着于心外膜表面。

2.彩色多普勒超声心动图：急性心包炎及少量心包积液一般对血流动力学不产生影响。较大量心包积液及缩窄性心包炎时，房室瓣口血流速度可增快。吸气时右侧房室瓣口血流增加更明显。

3.频谱多普勒超声心动图：较大量心包积液可疑为心包填塞及缩窄性心包炎时，频谱多普勒可探及较特别血流频谱：左房室瓣口舒张早期前向血流速度明显增高、EF 斜率快速降低、舒张晚期充盈血流明显减少，形成 E 峰高尖而 A 峰低平、E/A 比值明显增大。吸气时左房室瓣口舒张早期血流峰值速度可减低。

（二）定量诊断

1.微量心包积液（小于 50.0mL）：心包腔无回声区宽 2.0～3.0mm，局限于房室沟附近的左心室后下壁区域。

2.少量心包积液（50.0～100.0mL）：心包腔无回声区宽 3.0～5.0mm，局限于左心室后下壁区域。

3.中量心包积液（100.0～300.0mL）：心包腔无回声区宽 5.0～10.0mm，主要局限于左心室后下壁区域，可存在于心尖区和前侧壁，左心房后方一般无积液征。

4.大量心包积液（300.0～1000.0mL）：心包腔无回声区宽 10.0～20.0mm，包绕整个心脏，可出现心脏摆动征。

5.极大量心包积液（1000.0～4000.0mL）：心包腔无回声区宽 20.0～60.0mm，后

外侧壁和心尖区无回声区最宽，出现明显心脏摆动征。

三、诊断注意点

1.正常健康人的心包液体小于 50.0mL，不应视为异常。另小儿心前区胸腺及老年人和肥胖者心外膜脂肪，在超声心动图上表现为低或无回声区，应避免误诊为心包积液。

2.大量心包积液或急性少量心包积液伴呼吸困难时，应注意有无心包填塞征象，如右心室舒张早期塌陷、心房塌陷、吸气时右房室瓣血流速度异常增高等。

3.急性血性心包积液时，应注意有无外伤性心脏破裂、主动脉夹层破入心包情况，彩色多普勒有助于诊断。

4.超声引导心包积液穿刺已广泛应用于临床,应注意选择最适宜的穿刺途径及进针深度。

四、鉴别诊断

1.限制型心肌病：限制型心肌病的病理生理表现类似缩窄性心包炎，双心房扩大，心室舒张受限。但限制型心肌病心内膜心肌回声增强，无心包增厚及回声增强。

2.胸腔积液：胸腔积液与极大量心包积液较容易混淆，仔细观察无回声暗区有无不张肺叶或高回声带是否为心包，有助于鉴别。

第五章 介入性超声

第一节 介入性超声基础

一、仪器设备

（一）超声仪器

高分辨率的超声仪，是配有穿刺引导功能，最好具有穿刺引导线的彩色多普勒超声仪。

（二）穿刺探头选择

目前介入性超声探头有两类，一类是专用穿刺探头，探头自身带有穿刺针槽，另一类为普通超声探头附加一个穿刺引导架。要求附加穿刺引导架的探头小巧，扫描盲区小，而且引导架易装卸，可调角度的穿刺探头较为理想。另外，普通探头也可用于较大病灶的定位，通过体表"+"字交叉定位法引导。腹部穿刺一般选用凸阵或相控阵探头，探头频率一般 3.5～5MHz；经直肠及经阴道穿刺一般选用腔内探头，探头频率一般 5～7MHz；浅表器官的穿刺一般选择线阵探头，频率 5～10MHz。

（三）穿刺针具及导管

1.穿刺针

穿刺用的针具一般由针管与针芯两部分组成，并有长短、粗细不同的规格。国际通用规格是以针体的外径 gauge（G）表示，国内根据针体的外径分为不同型号，可参考国、内外不同穿刺针的型号对照。粗、细针的划分是以穿刺针的外径划分的，粗针一般指 19G（国产 10 号，外径 1.0mm）以上的穿刺针。

根据穿刺针用途分为：

（1）普通经皮穿刺针（PTC 针）：①经皮穿刺细针：常用型号 21～19G，主要用于细胞学取材、囊肿和含液性病变诊断性穿刺抽吸以及经皮经肝胆管穿刺造影。②经皮穿刺粗针：外径 1.2mm 以上，常用型号 18～12G，主要用于抽吸黏稠液体，如脓肿、血肿等。

（2）多孔穿刺针：针鞘前端带有 2～4 个侧孔，主要用于积液或囊肿的抽吸或者肿瘤药物注射，一方面可以防止针孔堵塞，另一方面有利于药物的均匀分布。较常用的是经皮酒精注射疗法针（PEIT 针）。

（3）组织活检针：目前常用的进口组织活检针有 Sure-Cut 和 Tru-Cut 针，国产主要有槽式穿刺切割针和多孔倒钩针两种，包括手动活检针、半自动活检针及与活检枪配套的活检针，常用 18～16G 活检针。

Tru-cut 活检针：目前临床最常用的组织活检针，由针芯及针鞘组成，针芯尖端锋利，前端近尖端处有 2～2.5cm 的凹槽。使用时针芯的凹槽封闭在针鞘内，活检针进入靶目标后，推进针芯，使带有凹槽的针芯进入靶目标，组织进入凹槽内，迅速推进针鞘，将凹槽内的组织切割下来并封闭于凹槽内。Tru-cut 活检针与自动活检枪配套使用，能迅速完成活检，而且活检成功率高，标本质量好。

Sure-cut 活检针：属负压抽吸式活检针，针芯、针鞘与注射器连为一体，针芯与注射器栓相连，针尖露出针鞘，针鞘与注射器筒相连，针鞘前端锋利。活检针进入靶目标后，提拉注射器栓，针芯后退，固定注射器栓，针鞘内形成负压，组织吸入针鞘，同时针鞘锋利的切割缘完成切割过程。Sure-cut 活检针使用方便、迅速、安全，但该活检针只能一次性使用，价格较昂贵。

2.置管引流导管及针具

常用有经皮肝穿刺胆管造影导管、导管针、PTCD 引流管以及导丝等。导管针是在穿刺针管外套上塑料导管而成，导管由特殊分子结构塑料（聚乙烯）制成，前端可塑形，有直管形、J 形、猪尾形和多侧孔形导管。多用于较大的液性或囊性病变以及难以纠正的积液的持续性引流。置管引流导管还可以通过导丝置入到病灶，通过导丝置入不同用途的导管。

3.活检装置

活检装置发展经历了手动活检、半自动活检，到目前的自动活检。以往的活检装置取材慢、组织条易碎、取材组织不满意。自动活检装置的问世极大推动了介入性超声的发展。穿刺活检更加迅速、安全、准确，组织标本完整，成功率高。可以根据情况选择活检针的粗细和长短。

（1）手动活检装置分两种：①切割活检装置：由针芯及针鞘两部分构成，针芯带有切割凹槽，穿刺时活检针到达病灶表面，推入针芯，然后推入针鞘，完成活检过程。②旋切活检装置：由针芯及针鞘两部分构成，活检针推到病灶表面，提拉针芯旋转切割。

（2）半自动活检枪：由针芯和针鞘组成，仅有一组弹簧装置，用于弹射针鞘切割组织，针芯有切割凹槽。穿刺前，提拉针栓，压缩弹簧，穿刺针进入病灶后，推进针芯，将针芯的凹槽进入靶目标，触发弹簧，完成切割活检。

（3）自动活检装置大致分两类。①内槽切割式活检枪：活检装置由金属材料制成并可重复使用，配 True-Cut 活检针。此装置利用两组弹簧的机械弹射作用，分别弹射针芯和套管针，高速自动完成组织、切割、取材。每次活检更换新的、一次性活检针。活检针多用 18～16G。②负压抽吸式活检枪：采用机械弹射快速提拉针芯，在套管针内产生足够负压的同时，快速地将活检针射至一个特定的距离。目前该种活检枪多为一次性使用塑料制品，价格相对较高。

根据活检枪射程又分为三种情况。①固定长射程活检枪：取材 17mm。②固定短射程活检枪：取材 6～10mm。③射程可调式活检枪：10～40mm，四档可调，根据病变的大小进行选择。

超声引导自动活检枪的特点：①安全准确，取材成功率高。②组织标本完整、不易碎。③根据情况任意选择粗细和长短。④一针两用，穿刺后抽吸物涂片，可做细胞学检查，组织块送病检。⑤操作简单，标本质量高。⑥易于推广应用。

二、无菌原则

（一）器械、物品的消毒

1.探头的消毒

一般穿刺探头用气雾（甲醛、环氧乙烷等）消毒，探头具有防水性能，但不允许用酒精或其他消毒液浸泡。探头与导线连接部切勿放入液体中浸泡，以免损坏导线。比较常用的方法是将无菌塑料套或者无菌手套包裹探头进行包裹隔离。

2.穿刺针具的消毒

目前大多数穿刺针及导管都是一次性的。活检枪的消毒大多采用气体熏蒸法或者高压蒸气灭菌。

3.耦合剂的消毒

目前大多采用无菌的生理盐水或者麻醉剂作为耦合剂，也可将耦合剂高压蒸汽灭菌。

4.其他物品的消毒

穿刺包内一般有弯盘 1 个、孔巾 1 个、尖刀片 1 个、镊子 2 把、止血钳 1 把、纱布 4～5 块、滤纸片 2 条、玻璃小瓶 2 个等。穿刺包及各种敷料采用高压蒸汽灭菌。穿刺引导架及一些硅胶管可用药物浸泡法进行消毒，常用的化学消毒剂有 75%酒精、苯扎溴铵、2%戊二醛及氯己定等，使用前用生理盐水冲洗干净。

（二）手术人员和患者手术区域的准备

（1）手术人员的术前准备：穿好隔离服，带好帽子和口罩，帽子要盖住全部头发，口罩要盖住鼻孔。按照无菌原则带好无菌手套。

（2）患者手术区的准备：用 2.5%～3%的碘酊涂擦皮肤，待碘酊干后，以 75%的酒精涂擦两遍，将碘酒擦净。消毒时，应由手术中心部向四周涂擦，会阴、肛门区域的消毒应由四周向中心涂擦，消毒范围约为 10cm。消毒后，铺放孔巾。

（3）操作过程中遵守无菌原则，孔巾保持干燥。手术人员及参观人员不可随意走动。手术过程中不应开窗通风或使用风扇。

（三）超声介入操作室的管理

（1）与普通诊室分离，最好有专门的介入操作房间，具备急救设施及药品。

（2）保持房间干净、整洁，物品摆放整齐、有序。

（3）介入操作时，除了个别极其危重患者外，其他人员禁止入内。

（4）房间空气每周进行定期消毒，每次使用前可以采取乳酸消毒法或者紫外线照射消毒。

三、技术原则

（一）超声仪的调试和穿刺探头的配置

操作前对仪器调试校正，保证穿刺针准确沿着引导线显示，可通过水槽试验测试。穿刺探头的选择：腹部穿刺选择 3.5～5MHz 凸阵探头，甲状腺、乳腺等浅表组织器官的穿刺则采用频率 5～10MHz 高频线阵探头。穿刺架与探头正确配置，穿刺引导槽与穿刺针规格一致。

（二）穿刺途径选择和穿刺针的显示

超声可以实时显示穿刺路径和穿刺针的位置，穿刺路径的选择原则是避开血管、胆囊、胆管、肠管等重要脏器，以最短距离进入靶目标。一般要经过一段正常组织，有利于针道闭合，减少并发症的发生。上腹部和肋间穿刺，尤其是近膈顶部穿刺时，注意避免穿入胸膜腔，损伤肺脏。腹部穿刺时应避免穿刺胃肠道，禁止对胆囊直接穿刺。

超声引导穿刺针尖、针体的实时显示是十分重要的，在实际工作中经常发生针尖及针体显示不清的情况，可以通过下列方法提高穿刺针的显示：

（1）增大穿刺针与声束的夹角。

（2）穿刺针表面、内面或针芯打磨，增加回波信号。

（3）使用专用针，增加穿刺针的反射信号。

（4）轻轻提拉穿刺针有利于穿刺针及针尖显示或注入少量含气泡水。

（5）应用 CDFI 可以看到沿针体方向的闪烁伪像，如果仍不能确定针尖及针道，可抽动针芯或提拉针体，可以显示穿刺针运动的彩色多普勒信号或伪像，但动作要轻柔，或者向穿刺针内推注少量生理盐水，有利于穿刺针显示。

（三）穿刺方法的选择

超声引导穿刺主要有三种方法。

（1）超声对病灶进行定位后，对病灶进行盲穿。适用于较大的病灶，例如大量的胸腔积液或者腹水的穿刺抽吸。但该方法不能确认穿刺针在病灶的具体位置，对较小或者较深病灶的穿刺不是很令人满意。

（2）超声监视下"徒手"穿刺技术超声定位，超声监视下将穿刺针穿入皮下，然后穿刺针继续刺入病灶。这种技术穿刺针与超声探头分开，可以随意移动超声探头显示病灶，而且穿刺针可以任意角度进行穿刺，但不易显示穿刺针，需要较多的经验，而且精确性受限。对浅表组织结构或者较大病灶的穿刺有一定作用。

（3）使用引导架联合显示器上的引导线是目前经常采用的穿刺方法。穿刺时将消毒的穿刺引导架安装在探头上，该装置有凹槽或针道以保证穿刺针能够穿过并在穿刺区内保持稳定。显示器上引导线可引导穿刺路径。这种技术使穿刺针沿引导线路径准确地穿入组织，并且能实时监视穿刺过程。

四、影响因素

（一）仪器的影响

对小病灶穿刺，应注意仪器分辨率和厚度容积效应的影响，有时超声显示穿刺针在病灶内部，但取材不满意或抽不出，实际上穿刺针未准确穿入靶目标。因此对于小病灶应寻找最大切面，轻轻侧动探头，靶目标回声显示最清晰时进针。

（二）引导架的影响

目前许多超声引导架配有 2 个以上进针角度的针槽，这样有利于对病灶进行穿刺活检，精确命中靶目标，但穿刺者在进行穿刺之前应确定是否选择了与针槽一致的引导线。另外引导架的安装也要注意其方向性，引导架进针端与探头的标识端应一致。还要定期用水槽实验校正超声仪的引导线。引导槽和穿刺针的规格要匹配，否则导致穿刺时穿刺针的松动或进针困难，影响其精确性。引导架尤其是塑料材质的引导架长期使用，会由于老化导致引导装置松动，应定期更换。

（三）呼吸及吞咽的影响

胸、腹部病灶随呼吸有不同程度范围的移动，操作前应训练患者屏住呼吸，进针时嘱患者屏气并迅速进针。例如肝脏近膈面的肿瘤进行穿刺时，屏气进针，迅速完成穿刺过程，否则容易损伤胸腔或者肝脏包膜，造成气胸、血胸、出血及包膜下血肿等并发症，而且由于呼吸的影响导致靶目标的偏移，还导致穿刺失败。甲状腺疾病穿刺时，穿刺过程中应告诉患者禁止吞咽，以免损伤气管、神经及颈部大血管，造成穿刺失败。

（四）穿刺目标的影响

当穿刺针接触到靶器官时，部分器官会移位，特别是质地较硬、包膜光滑、活动度大的病变，如乳腺肿物、系膜肿物、卵巢囊肿等。可让助手帮助固定穿刺部位，使用锋利的穿刺针，熟练掌握穿刺技术。

20G以下的穿刺针穿刺时，当穿刺路径上有皮肤、筋膜以及纤维结缔组织、硬化的管道等阻力较大组织时，穿刺针会弯曲变形偏离原方向，可使用穿刺引导针辅助并力求垂直进针。肿瘤性病灶较硬，而且病灶组织结构不均一，较细的穿刺针通过时，也可能使针体弯曲，引起针道偏移，应更换粗针进行穿刺。因此使用经皮酒精针等细针进行操作时，应配合穿刺引导针使用，先将引导针穿过皮肤、皮下组织，将经皮酒精针经引导针穿入病灶。

（五）针尖形状的非对称性

斜面型针尖在穿刺过程中由于阻力作用，产生偏移而使穿刺针偏离目标，采取边旋转边进针，可减少这种影响。

五、术前准备

（1）术前超声检查了解病变情况，确定是否可行介入性超声，是否有合适的穿刺点及进针途径，做好体表标记。

（2）测定血常规、凝血机制、血型等，年龄大的患者检查心肺功能，糖尿病患者测量血糖等。

（3）腹部病变的介入性操作需要禁食 8～12h，盆腔病变介入性操作前需排空小便，经直肠前列腺活检者要清洁灌肠等。

（4）准备并消毒所需器械，包括引导架、穿刺针、活检枪、探头等，准备好穿刺包。

（5）签署知情同意书，消除患者紧张情绪。

六、临床应用

（一）超声引导穿刺活检应用范围

（1）超声引导经皮穿刺进行细胞及组织学活检、抽吸物常规生化、细菌检查，超声引导进行经皮肝穿胆管造影以及经皮肾盂穿刺造影等。

（2）超声引导穿刺进行宫内胎儿的诊断，可以穿刺羊膜腔，进行羊水生化检查及遗传学检查，亦可活检绒毛组织进行遗传学检查。

（3）腔内超声：通过腔内超声对疾病进行诊断、活检、抽吸物化验。

（4）术中超声：手术过程中使用超声对病变进行扫查定位、活检、抽吸物化验等。

（二）超声引导介入治疗的应用范围

1.囊肿、脓肿、积液的治疗

囊肿、脓肿及积液是临床较为常见的疾病，可在超声引导下穿刺抽吸或者注药治疗，对于囊腔较大或者难以纠正的积液，可行超声引导置管引流，并且可以通过穿刺针或导管向病灶内注入酒精等硬化剂或者其他药物。超声引导对脓腔反复冲洗并且局部注入敏感的抗生素，可以避免手术并达到治愈目的。

2.胆系疾病的治疗

胆管置管引流、胆囊置管引流及溶石、排石等。

3.肿瘤的治疗

超声引导肿瘤性病变的治疗主要指在超声引导经皮或术中将药物或能量导入肿瘤内部，进行化学消融或者热消融治疗。目前超声引导化学消融主要包括无水酒精、醋酸溶液、热生理盐水、热蒸馏水、钇-90、磷-32 及各种化疗药物的注射。热消融主要包括微波消融、射频消融、激光消融、冷冻消融及高强度聚焦超声等。

4.宫内胎儿处理

以往大多数胎儿畸形与疾病都是胎儿出生后进行治疗，随着围产医学和胎儿外科的发展，出现了超声引导宫内胎儿的介入性治疗，包括多胎妊娠减灭术、胎儿脐带血管穿刺及宫内输血治疗、胎儿心脏手术、双胎输血综合征、先天性膈疝等。

5.腔内超声

通过腔内超声对盆腔含液病变穿刺、抽吸治疗以及穿刺、抽吸取卵治疗等。

6.术中超声

手术过程中，通过超声进行监护，对液性病变抽吸引流、胆囊造瘘以及对扩张脑室、脑囊肿、脑脓肿进行置管引流术等治疗方法。

七、彩色多普勒超声在介入性超声的应用

（一）术前应用

1.对病变定性

灰阶超声显示的无回声病灶，应用彩色多普勒超声观察，了解有无血流信号及与周围血管的关系，排除动脉瘤或动静脉畸形等疾病。

2.选择合适进针路径

了解穿刺部位周围血管、血供情况，确定进针部位、进针路线，避开血管、肠道、

胆管等重要器官和结构，做好体表标记。

3.提高穿刺活检阳性率

同一病灶穿刺活检的部位不同对病理结果影响很大。肿瘤性病变，尤其恶性肿瘤，中心容易合并变性坏死，对彩色多普勒超声显示低回声区有血供部位进行穿刺，可提高活检阳性率。

4.提高介入性治疗疗效

肿瘤的介入性治疗的目的是灭活肿瘤细胞，在病灶血供丰富的部位肿瘤细胞生长活跃，彩色多普勒超声引导对血供丰富部位进行消融治疗，可提高疗效。

（二）术中应用

（1）避开血管、胆管等重要组织结构，防止穿刺大血管。

（2）确认针尖及针道位置灰阶超声显示不清穿刺针时，可以使用彩色多普勒超声，可以看到沿针体方向的闪烁伪像。

（3）穿刺过程的监视：实时超声的引导可以实时显示进针深度、方向，随时调整穿刺针的位置、深度及方向。

（三）术后应用

1.并发症的观察

介入性操作之后，患者要常规进行超声探查，了解有无出血、血管损伤等并发症，早期发现，及早治疗。

2.判断疗效

肿瘤介入治疗后，肿瘤血供减少或消失，消融后病灶内探及血流信号，表示残癌存在或者肿瘤复发，需要再次治疗。

第二节　超声引导穿刺细胞学检查和组织活检

一、超声引导穿刺细胞学检查

（一）适应证

临床各种影像检查怀疑有占位性病变，需进一步确定良恶性，经超声证实者，原则上均可施行。包括以下几点。

（1）肝脏、胆系、胰腺、肾脏、胃肠道等肿物，以及位于腹壁、腹膜和腹膜后肿物。

（2）位置浅表的胸部肿物：如胸壁和胸膜肿物或病变。

（3）浅表部位的肿物：如甲状腺肿物、颈部其他肿物，肿大的淋巴结、转移性肿瘤等。

（4）含液性病变：如不典型囊肿、血肿或可疑脓肿。

（二）禁忌证

（1）有出血倾向者：出、凝血时间显著异常，凝血酶原活动度明显减低。

（2）位于肝表面较大的肿瘤、血管瘤、包虫囊肿。

（3）嗜铬细胞瘤。

（4）穿刺路径无法避开重要器官，如肺和腹部大血管。

（5）胰腺炎发作期。

（6）大量腹水。

（7）体质过分衰弱和呼吸困难、咳嗽等难以配合者。

（三）仪器和探头

实时超声诊断仪。专用穿刺探头或配备穿刺架。胸腹部采用 3～5MHz，浅表部位宜采用 5～12MHz 的探头。

（四）穿刺针

采用 18～22G 带针芯的 PTC 穿刺针，针长 15cm、18cm、20cm 等。

（五）术前准备

（1）检查血小板计数、出凝血时间和凝血酶原活动度。

（2）向患者本人及其家属解释穿刺程序、可能产生的并发症等，经患者及其家属同意并签署知情同意书后方可实施手术。

（六）操作步骤和方法

（1）先用普通探头扫查，根据病灶穿刺部位选取仰卧位、侧卧位或俯卧位，初步确定穿刺点。

（2）对穿刺区域进行皮肤常规消毒、铺巾。换用已消毒的穿刺探头再次确定穿刺点和穿刺角度，测量穿刺取样目标距体表深度。

（3）局部麻醉：2%利多卡因溶液对皮肤、胸腹壁肌肉、胸膜或腹膜逐层浸润麻醉。

（4）将带针芯的穿刺针迅速刺入，直至针尖强回声进入预定的位置。

（5）拔除针芯，安上 25mL 注射器。若为实性病灶则嘱患者屏住气不动，在保持 5～10mL 负压的条件下，使针尖在病灶内上下提插 3～4 次，解除负压并迅速退针。随后嘱患者自由呼吸。若为液性病变，则直接抽液，留标本送检。

（6）标本处理迅速将抽吸物推置于玻片上，均匀涂片。立即用 95%乙醇固定。

（七）注意事项

（1）严格掌握穿刺适应证及禁忌证。

（2）严格注意无菌操作。

（3）当针尖显示不清时，可稍微调整探头角度，即能显示。此外，可根据测量的深度进针，针进肿物后有阻力感即可抽吸。

（4）穿刺过程中，嘱患者屏气不动，尤其注意避免咳嗽和急促的呼吸运动。

（5）为保证取样标本的阳性检出率，降低假阴性率，需重复进针对病灶不同部位穿刺取样 3～4 次。抽吸过程中，避免穿刺血管区域，以防标本被血液稀释。

（6）穿刺完毕后患者需卧床休息数小时。肝、肾活检后，按肝肾穿刺常规进行术后护理。

（7）术后向患者或家属交代可能发生的并发症，以便及时向医生报告并及时处理。

二、组织学穿刺活检

（一）适应证

经超声检查证实后需要明确组织病理学诊断的病变。以下情况尤为适宜：怀疑早期肿瘤或细胞学检查未能确诊者；怀疑是转移性肿瘤须确诊者；良性病变须获知组织病理诊断者。具体包括以下几种超声诊断。

1.肿物活检

适用于：①肝脏、胆系、胰腺、肾脏、胃肠道、腹壁、腹膜、腹盆腔肿物、腹膜后肿物。②位置浅表的胸部肿物，如胸壁和胸膜肿物或病变。③浅表部位的肿物，如甲状腺肿物、颈部其他肿物，肿大的淋巴结、转移性肿瘤等。

2.前列腺活检

适用于：①前列腺特异性抗原 PSA 增高。②直肠指诊发现前列腺硬结，或指诊阴性仍不能排除前列腺癌者。③经影像学检查发现前列腺肿物或病变。

3.肝穿刺

适合于：临床怀疑肝弥漫性病变，需明确其病理组织学诊断者。包括肝硬化、慢性肝炎、非均匀性脂肪浸润、硬化与弥漫型肝癌鉴别、肝糖原沉着症等。

4.肾穿刺

适用于：①急、慢性肾衰竭原因不明者。②肾病、肾炎的诊断与分型；不明原因的血尿。③累及肾脏的系统性疾病（如红斑狼疮等）的鉴别诊断。

（二）禁忌证

（1）具有出血倾向和凝血机制障碍者，高血压控制不满意者。

（2）患者一般情况差，恶病质、心肺功能不全或检查难以合作者。

（3）中等量以上腹水，尤其是有肝前腹水者。

（4）严重阻塞性黄疸，超声检查肝内胆管明显扩张者。

（5）位于肝包膜下血管瘤、包虫囊肿或较大的肿物，穿刺针无法通过一段正常肝实质者。

（6）孤立肾或另一侧肾功能不全者。

（7）肾组织萎缩，皮质明显变薄，结构紊乱，皮髓质分界不清者。

（8）肾上腺肿瘤疑为嗜铬细胞瘤者。

（9）穿刺途径难以避开肺、胆囊、肝外胆管以及大血管者。

（三）仪器和探头

实时超声诊断仪。胸腹部一般采用 3～5MHz 探头，浅表部位采用 5～12MHz 线阵探头，经直肠前列腺活检一般采用 5～9MHz 腔内探头。配备相应穿刺架。

（四）针具

（1）手动负压抽吸式"配套活检针"，如 Sure-cut 针或 Sonopsy-C1 针。有 16G、18G、21G、22G、23G 等型号。通常选择 21G 和 18G。目前逐渐被自动活检装置取代。

（2）自动活检装置（活检枪），配以专用的内槽式切割针。有 14G、16G、18G、20G 等型号。通常选用 18G 和 20G。

（五）操作步骤和方法

（1）根据病灶穿刺部位选取仰卧位、侧卧位或俯卧位。

（2）先用普通探头扫查，初步确定穿刺点。

（3）皮肤常规消毒，铺巾。用已消毒的穿刺探头，再次确定穿刺点，沿穿刺引导线测量穿刺目标距体表深度。

（4）局部麻醉：2%利多卡因溶液对皮肤、皮下、胸腹壁肌肉、胸膜或腹膜逐层浸润麻醉。

（5）自动活检法以肝穿刺为例，在穿刺探头引导下，将配以专用活检针的自动活检装置，在患者屏气条件下，于局麻部位迅速进针至肿块边缘，立即按扳机，"枪响退针"。随后嘱患者可以恢复自由呼吸。如此重复取材 2～3 次（注：前列腺活检可能多达 6～13 次）。

（6）将标本置于 10%甲醛溶液中固定，送病理检查。

（六）注意事项

（1）严格掌握适应证。

（2）穿刺前，必须向患者本人及其家属解释穿刺程序、可能产生的并发症等，经患者及其家属同意并签署知情同意书后方可实施（注：不同脏器穿刺活检会产生相应的并发症，如出血、感染、气胸、咯血、血尿、便血、血精等，需分别列出）。

（3）严格注意无菌操作。

（4）上腹部肿物穿刺过程中，嘱患者屏气不动，尤其注意避免咳嗽和急促的呼吸运动。

（5）对于回声不均的病变，应于不同回声区分别取样，提高肿瘤细胞的检出率。

（6）穿刺完毕后患者需休息数小时，具体时间视穿刺部位而定。例如：肝、肾活检后，按肝肾穿刺常规进行术后护理。

（7）术后向患者或家属交代术后注意事项和可能发生的并发症，一旦发生不利情况，应及时向医生报告以便及时处理。

第三节　超声引导化学消融治疗肺癌

肺癌是严重危害人类健康的恶性肿瘤，其发病率和死亡率居各种恶性肿瘤之首，是目前全球死亡率最高的恶性肿瘤，属于最难治的实体瘤之一。在我国已成为第一大癌症，近几年来呈逐年上升的趋势。肺癌早期一般无明显临床症状。肺癌中晚期临床症状有咳嗽、咳痰、咯血或血痰、胸痛、发热、气急、声嘶、呼吸困难以及肿瘤引起的阻塞、压迫和转移的各种症状。肺部肿瘤包括原发性和转移性肺肿瘤。原发性肺肿瘤即原发性支气管肺癌，简称肺癌。肺癌按照解剖学部位分为中央型肺癌和周围型肺癌，中央型肺癌指发生在段支气管至主支气管的癌肿，约占3/4，以鳞状上皮细胞癌和小细胞未分化癌较多见；周围型肺癌指发生在段支气管以下的癌肿，约占1/4，以腺癌较为多见。肺癌按照组织病理学分类可分为非小细胞肺癌和小细胞肺癌，非小细胞肺癌包括鳞癌、腺癌、大细胞癌、鳞腺癌、类癌等，小细胞肺癌包括燕麦细胞型、中间细胞型和复合燕麦细胞型。

手术切除仍是根治肺癌的主要手段，但肺癌的早期诊断较困难，大多数患者确诊时已属中晚期，且因肿瘤常多发且贴近血管，加之患者多为老年人，心肺功能差，失去了手术切除的机会。临床上仅有15%左右的患者适合手术切除达到根治性治疗。传统手术切除创伤大，并发症多，恢复慢，多数年老体弱者不能接受手术治疗。肺癌根治性手术后，由于复发和转移，5年生存率仅4%。而现有的放疗、化疗效果尚不能令人满意，因肺癌病理类型对其不敏感或有骨髓抑制等不良反应而受到限制。肺癌中80%为非小细胞肺癌（鳞癌或腺癌），它对化疗不敏感，以往联合化疗有效率仅30%。肺脏又是恶性肿瘤常见的转移部位，肺部转移目前更缺乏有效的治疗手段。

肺脏是呼吸系统的重要组成部分，其由实质组织和间质组织组成，前者包括支气管树和肺泡，后者包括结缔组织，血管、淋巴管、淋巴结和神经等。肺脏的主要功能是进行气体交换，此外，还协助静脉血回流入心，同时还具有内分泌功能，属于弥散性神经内分泌系统的组成部分之一。肺有两组血管供应，肺循环的动静脉为气体交换的功能血管，体循环的支气管动静脉为气道和脏层胸膜的营养血管。肺与全身各器官的血液及淋巴循环相通，所以其他部位癌肿的癌栓都可以到达肺，引起转移性肺癌；肺部病变亦可向全身播散，如肺癌播散至骨、脑、肝等器官，同样亦可在肺本身发生病灶播散。

肺癌主要由支气管动脉供血，因此支气管动脉灌注化疗栓塞可使肿瘤组织缺血坏死，肿瘤缩小，缓解症状，是治疗中晚期肺癌尤其中央型肺癌广泛采用的方法，近期有效率为50%～70%。研究发现肺动脉主要参与肿瘤边缘供血，锁骨下动脉、乳内动脉、肋间动脉或主动脉弓也参与肺癌供血，而转移性肺癌大多由肺动脉转移而来，因此也应经肺动脉治疗。虽然支气管动脉化疗栓塞可缩小肿瘤，但很难治疗彻底，受操作技术、化疗药敏感性、肿瘤血供不丰富、多支动脉供血或伴侧支循环、有远处转移等因素影响，支气管动脉灌注化疗栓塞疗效受限。加之该技术可造成最严重的脊髓损伤（支气管动脉与脊髓动脉共干）及全身不良反应等并发症的发生，给肺癌治疗带来困难。故人们不断探索新的治疗方法——间质介入治疗。采用局部介入治疗方法可缓解症状，控制肿瘤发展，近几年日益受到重视。

超声引导经皮穿刺治疗肺癌原则：治疗范围仅包含超声能显示的周围型肺癌和发生实变的中央型肺癌；术前穿刺明确病理学诊断；确定正确的疗效判断方法；合理选择适应证；综合治疗重要性。

一、超声引导经皮穿刺无水酒精消融治疗肺癌

（一）无水酒精治疗肺癌机制

无水酒精使肺癌组织细胞脱水，发生凝固性坏死，造成组织硬化和纤维化，达到"内切除"肿瘤的目的。进入肿瘤血管无水酒精可引起肿瘤血管内皮细胞坏死和血小板聚集，血管闭塞，进一步引起肿瘤缺血；破坏细胞的蛋白质、核酸等大分子物质及恶性肿瘤细胞产生的大分子活性物质（如肿瘤血管生长因子等）。治疗后肿瘤周围1～2cm区域内肺泡壁发生严重变性、坏死、纤维化，导致血栓形成和炎症发生。

（二）适应证

1.超声能显示的周围型肺癌。

2.中晚期肺癌的治疗有其他禁忌证不能手术或不愿手术者。

3.肿瘤大小以小于5cm为宜，大于5cm可减瘤。

4.患者心肺功能良好，无严重出血倾向。中央型肺癌可在CT引导下完成。

（三）禁忌证

1.超声无法显示的肺癌。

2.受骨骼影响缺乏进针路线。

3.肺结核，空洞、肺气肿、肺大疱、肺部感染。

4.有严重衰竭、急性感染患者。

5.严重的心肺功能障碍。

6.凝血功能障碍，严重出血倾向。

特殊部位如靠近心脏、大血管者应慎重。主要禁忌证为超声不能显示的肺部肿瘤、巨大肺癌或弥漫性肺癌、严重心肺功能障碍、肺部感染和凝血功能障碍者。

（四）操作方法

常用药物无水酒精或95%酒精。

术前检查明确诊断，诊断困难者穿刺活检进行病理学诊断。CT、MRI、超声检查确定肿瘤位置，选择距离肿瘤最近且避开骨骼的胸壁为穿刺点，注意避开肺叶间裂、肺大疱。常规消毒、铺巾，2%利多卡因局部麻醉后，超声引导下21G或18GPTC针穿刺肺肿瘤达底部，拔出针尖，注入无水酒精，边旋转边退针，注入无水酒精使酒精均匀分布到整个瘤体。有人认为在局部麻醉后，胸膜下先注入5～10mL生理盐水，使胸膜下形成局灶型肺水肿，可防止或减少气胸发生。

（五）主要并发症

酒精反应、发热、呛咳、痰中带血，胸痛、少量气胸等。

无水酒精刺激性强，注入过程中如渗入支气管可引起咳嗽，甚至出现支气管痉挛。操作时如出现呛咳应停止注射或针尖移动再试推注一次。

（六）临床特点

操作简单，创伤小，有效，不良反应少，费用低，对失去手术机会或全身化疗、放疗不能耐受或不能接受放、化疗患者是一种替代治疗手段。总有效率可达60%～75%。

二、超声引导经皮穿刺化疗治疗肺癌

（一）常用药物

卡铂+生理盐水8～10mL。

鳞癌：卡铂+多柔比星+丝裂霉素。

腺癌：卡铂+多柔比星+丝裂霉素或 5-FU。

小细胞癌：卡铂+多柔比星+依托泊苷。

（二）适应证、禁忌证和方法

同无水酒精治疗。

（三）不良反应及并发症

主要为痰中带血、胸痛、化疗反应、气胸等。

（四）临床价值

超声引导经皮穿刺肺癌内注入化疗药物，肿瘤内化疗药物浓度数倍或百倍于静脉给药浓度，对肿瘤杀伤作用大，对正常组织损伤小，降低了全身不良反应，优于单纯静脉给药，可改善患者生活质量，延长寿命。对大的肿瘤灭活治疗后，把杀死的肿瘤作为一个库，把化疗药物注射到坏死的肿瘤里边去，药物会缓慢释放，少量的药物在局部发挥更大的作用，不良反应低，药物会沿着周围的淋巴管到附近的淋巴结发挥作用。有效率达 50%～70%。与无水酒精比较，痛苦小、易接受，并发症少，为中晚期肺癌治疗提供安全、简单有效的治疗方法。目前主张局部注入化疗药物或无水酒精联合支气管动脉化疗栓塞治疗，疗效更佳，总有效率可达到 83.8%。局部注射酒精、化疗药虽可杀死肿瘤，对小于 3cm 肿瘤疗效肯定，但由于受间质影响，药物很难均匀分布到整个肿瘤，影响疗效，故人们需要不断探索新的治疗方法。

第六章　浅表器官疾病超声诊断

第一节　眼部疾病

超声检查应用于眼部，从最初单纯应用 A 超进行疾病的诊断，到应用 B 超观察眼内结构的改变以及目前使用彩色多普勒血流成像观察眼部的血供情况等，超声检查在眼部的应用取得了突飞猛进的发展。目前，眼部超声检查在国内已经相当普及，不仅可以用来对眼部病变的形态特点进行观察，提供明确的诊断依据，为进一步的治疗提供帮助。此外，应用超声检查对分析正常和异常的眼球结构、血流特征，探讨疾病的发病机制，为相关疾病的诊断和治疗提供了依据。

一、解剖概要

眼为人体的视觉器官，分为眼球、视路和眼附属器 3 部分。眼球和视路共同完成视觉功能，眼附属器则起保护和运动等辅助作用。眼球近于球形，其前后径为 24mm，垂直径为 23mm，水平径为 23.5mm，位于眼眶内。眼球分为眼球壁和眼内容物两个部分。眼球壁包括 3 层膜：外层为纤维膜、中层为眼球血管膜、内层为视网膜。眼内容物包括房水、晶状体和玻璃体。

（一）眼球壁

1. 纤维膜

角膜和巩膜组成眼球外膜，主要由纤维结缔组织构成，故总称为纤维膜。

2. 眼球血管膜

又称葡萄膜，是位于巩膜和视网膜之间富含色素的血管性结构，分虹膜、睫状体和脉络膜 3 部分。眼球血管膜内血供丰富，主要生理功能是营养眼球。

（1）虹膜：为眼球血管膜的最前部分，为一圆盘状膜，由睫状体前部伸展到晶状体前面，中央有一圆孔称为瞳孔。

（2）睫状体：位于视网膜与锯齿缘之间，前与虹膜根部相连，向后移行于脉络膜，切面为三角形，顶端向后指向锯齿缘，基底指向虹膜，环绕晶状体赤道部。

（3）脉络膜：由视网膜锯齿缘开始，直到视神经孔，覆盖眼球后部。厚度约 0.25mm，为色素丰富的血管性结构。

3．视网膜

前界为锯齿缘，后界为视盘周围，外界为脉络膜，内界为玻璃体。后极部可见一直径 1.5mm 边界清晰的淡红色圆盘状结构，称为视神经乳头（视盘），为视网膜神经纤维汇集穿过巩膜筛板的部位。在视盘颞侧 3mm 处可见直径约 2mm 的浅漏斗状小凹陷，称为黄斑，其中有一小凹为黄斑中心凹，为视网膜视觉最敏锐的部位。

（二）眼内容

1．晶状体

由晶状体囊和纤维组成，形似双凸镜的透明体，借晶状体悬韧带与睫状体相连，固定在虹膜后、玻璃体前，富有弹性。

2．玻璃体

为充满眼球后 4/5 空腔内的透明无色胶体，其 99% 为水分，充满在晶状体后，玻璃体内没有血管和神经，在其外层有少量游走细胞。玻璃体组织由玻璃体界膜、玻璃体皮质、中央玻璃体、中央管及玻璃体细胞构成。

3．房水

是眼内透明液体，充满眼前房和后房。房水由睫状突无色素上皮细胞分泌产生，主要功能是维持眼内压，营养角膜、晶状体和玻璃体，保护眼结构的完整性和光学透明性。

（三）眼部血管解剖

1．动脉系统

（1）眼动脉：眼动脉是颈内动脉的第一分支。它通过视神经管与视神经相伴行进入眼眶，其在眶内的行程可以分为 3 部分。第一部分，在眶外下方向前走行到视神经，然后在眶中部穿越视神经到其鼻上方。第二部分，约 85% 的病例，眼动脉在视神经的上方越过，其余在视神经的下方越过。在视神经鼻侧；第三部分，眼动脉分出其末支。

（2）视网膜中央动脉：由眼动脉的第二部分分出，于球后约 12mm 处进入视神经，然后在视神经实质中向前走行至眼球为止。在视神经内，视网膜中央动脉和视网膜中央静脉相伴行。

（3）睫状后长动脉和睫状后短动脉：包括 6～8 条短动脉和 2 条长动脉，均在视神经附近从后进入眼内，为脉络膜（睫状后短动脉）以及虹膜和睫状体（睫状后长动脉）提供血供。

2．静脉系统

（1）眼静脉：共 2 支，即眼上静脉和眼下静脉。其中，眼上静脉是引流眼球及其附属器的主要血管，直接向后引流至海绵窦。眼下静脉在进入海绵窦之前，发出分支汇入眼上静脉，另一支汇入翼状丛。部分血液也向前经内眦静脉入面静脉引流。

（2）涡静脉：为引流脉络膜、睫状体和虹膜的主要血管。脉络膜后部的静脉向前集合，赤道前的脉络膜静脉则向后集合，在赤道部附近形成 4～5 支涡静脉。

（3）视网膜中央静脉：其走行在视神经内，与视网膜中央动脉走行完全相同。经眼上静脉或直接回流到海绵窦。

二、超声检查技术

（一）患者准备

检查前通过与患者的密切交流消除其紧张、恐惧心理，配合医生的检查，如平稳呼吸、减少瞬目等。通过询问病史、阅读病历了解患者的基本病情。

（二）体位

一般为仰卧位检查，特殊情况下可以采用坐位检查。

（三）仪器

一般使用高频线阵探头、仪器内置的小器官条件即可，但需降低发射功率、尽量缩短多普勒检查的时间。

（四）检查方法

1. 二维超声检查方法

将仪器的增益调整至最高，以免将细小的病变遗漏，一般依照如下顺序进行扫查。①横切扫描：将探头置于6点角膜巩膜缘，得到上方眼球后极部的图像，向下（穹窿部）移动探头，依次得到眼球后极部、赤道部、周边部的图像。应用相同的方法分别对眼球的下方、鼻侧、颞侧进行检查。②纵切扫描：如果应用横切扫描有异常发现或者不能详尽观察的盲区，可以进行纵切扫描。旋转探头90°（与横切扫描相垂直），同样自角膜巩膜缘向穹窿部移动探头，观察病变的情况。③轴位扫描：将探头置于眼球中央，得到自角膜顶点至视神经的眼球图像为轴位图，可以明确病变与视神经、黄斑之间的关系。

2. 彩色多普勒成像的检查方法

眶内血管的检查方法：做眼球的轴位切面，在视神经的两侧找寻类似英文字母"S"形的粗大血管即眼动脉。视神经的低回声区内可以发现红－蓝相间的血流信号即视网膜中央动脉和视网膜中央静脉。在视神经的两侧可以发现单一颜色的条带状血流信号为睫状后短动脉。

三、正常超声表现

（一）眼的结构

眼球呈类圆形，有回声区和无回声区相间组成。角膜呈弧形带状回声，如果探头对角膜加压可见角膜形态发生改变，即角膜顶点的回声局限变平。前房为半球形无回声区，虹膜显示为对称的带状回声，中央区回声局限缺如为瞳孔区。晶状体的全部均可在超声下清晰显示，呈类椭圆形中强回声。玻璃体表现为无回声，与眼球壁回声之间界限清晰。球壁回声为类圆形带状强回声，与玻璃体回声形成明显的对比，受到仪器分辨力的影响，正常情况下超声诊断仪无法将球壁的 3 层结构明确分辨。

眼眶主要由中强点状回声组成类英文字母"W"形，视神经表现为带状无回声，前与视盘回声相连，向后延伸至颅内，但一般的超声诊断仪仅能显示 60mm 左右的眶内结构。眼球的上、下、鼻、颞侧各有一条肌肉，二维超声表现为带状回声，边缘回声较中央明显增强，与周边的眶脂肪组织可以清晰分辨。泪腺位于眼球的颞上方，呈类三角形，内为中低回声，边界清晰，无压缩性。

（二）眶内的血管

眼动脉为颈内动脉的主要分支，自视神经孔进入眶内，呈英文字母"S"形与视神经相伴，自视神经孔走行到眼前部。眼动脉在走行的过程中分出视网膜中央动脉（在距球后壁后极约 15mm 处分出）和睫状后动脉。眼眶内的血管根据其解剖及走行 CDFI 检查，一般只对眼动脉、视网膜中央动脉和睫状后短动脉进行观察和定量测量。所有的眼局部动脉血管的频谱与颈内动脉类似，均为三峰双切迹状。

四、眼部疾病

（一）玻璃体积血

玻璃体积血为眼外伤或视网膜血管性疾病所致的常见并发症。任何原因所致的视网膜、眼球血管膜血管或新生血管破裂，血液流出并积聚于玻璃体腔内均可形成玻璃体积血。

1. 病理与临床

正常人玻璃体内本无血管，但在玻璃体纤维血管组织增生等情况下，玻璃体腔内可出现新生血管。眼外伤和眼底血管性疾病为临床上引起玻璃体积血的常见原因。眼科检查出血较少时可见红细胞聚集于玻璃体凝胶的支架中，呈柠檬色尘状；中等量的新鲜出血可致致密的黑色条状浑浊；大量出血致眼底无红光反射，视力可下降至光感。

2．超声表现

（1）二维超声：少量的玻璃体积血表现为玻璃体内局部点状弱回声，大量的玻璃体积血可以充满整个玻璃体，分布一般与出血的位置有关，也可均匀分布在玻璃体内。点状回声不与眼球壁回声紧密相连，运动试验和后运动试验均为阳性。玻璃体内积血运动一般无固定规律，为随眼球活动的随意运动。

（2）多普勒超声：由于玻璃体内的积血有轻微的流动性，但其流动的速度尚不足以引起多普勒效应，所以在玻璃体积血时病变内无异常血流信号发现。

3．鉴别诊断

见视网膜脱离部分。

4．临床意义

超声诊断对玻璃体积血的诊断与检眼镜的观察同样重要，除非临床医生能够明确只有玻璃体积血而无其他并发症的存在，否则一般均需要进行超声检查排除其他并发症。如玻璃体后脱离、视网膜脱离、脉络膜脱离等。

（二）玻璃体后脱离

玻璃体后脱离是指基底部以后的玻璃体与视网膜相互分离。玻璃体后脱离多为老年变性引起，其发病率随年龄增加而提高，据统计，50 岁以上人群有 53%发生玻璃体后脱离，超过 65 岁其发病率可高达 65%。此外，炎症、出血、外伤等也可导致玻璃体后脱离。

1．病理与临床

玻璃体后脱离起病急，主要表现为飞蚊症和闪光感。客观检查可以观察到玻璃体后脱离现象。检眼镜检查表现为视盘前环形浑浊，即自视盘脱离但仍附着在后玻璃体皮质上的视盘周围胶质样物质。如果胶原组织纤细可能无法观察到此现象，可结合其他检查方法。有时后玻璃体皮质增厚，发生玻璃体后脱离时玻璃体内可见片状浑浊物，患者可经常有眼前黑影飘动的感觉。

玻璃体后脱离时约 12%的病例可以伴发视网膜裂孔，这也是引起玻璃体积血的原因。

2．超声表现

（1）二维超声：根据玻璃体后界膜与球壁回声之间的关系将玻璃体后脱离分为2型，即完全型玻璃体后脱离和不完全型玻璃体后脱离。

①完全型玻璃体后脱离：玻璃体内连续条带状弱回声，不与后极部眼球壁回声相连，运动试验和后运动试验均为阳性。玻璃体后界膜脱离的运动有自己的特点，即运动是自眼球一侧向另一侧的波浪状运动。在后极部中央可观察到玻璃体后界膜回声局限增强，可表现为双条带状回声，为Weiss环的回声，也是诊断玻璃体后脱离的特征之一。

②不完全型玻璃体后脱离：由于玻璃体后界膜与视盘、黄斑等结构之间的连接紧密，所以一部分病例检查时可以扫查到玻璃体后界膜与视盘、黄斑或其他后极部眼球壁回声相固着。运动试验和后运动试验也同样为阳性，只是运动的后界膜在玻璃体腔内随眼球运动方向摆动而非波浪状运动。

（2）多普勒超声：不论是完全型玻璃体后脱离还是不完全型玻璃体后脱离，CDFI检查在其上均无异常血流信号发现。这也是与其他膜状回声相鉴别之处。

单纯的玻璃体后脱离一般超声检查不易发现，检查时需要将仪器的增益值增大以免漏诊。如果同时合并玻璃体积血，由于积血沉积在玻璃体后界膜之上，后界膜的回声增强，较单纯的玻璃体后脱离更容易显示。对于完全玻璃体后脱离，其典型的运动特点和连续的条带状回声为其诊断的特点。而不完全玻璃体后脱离由于与眼球壁之间有固着关系，尤其与视盘有固着关系时，与视网膜脱离很难鉴别。此时CDFI对二者的鉴别有帮助。

3．临床意义

玻璃体后脱离常发于60岁以上的老年人，单纯的玻璃体后脱离一般无重要临床意义，向患者解释清楚即可。但是部分患者由于玻璃体后界膜的牵拉可能导致视网膜破孔甚至视网膜脱离，这是行超声检查时必须注意的。如果玻璃体后脱离与玻璃体积血等症状同时存在，则玻璃体后界膜与后极部眼球壁之间的固着关系为扫查的重点。在诊断报告中务必明确注明，以利于临床医生选择治疗方案和手术方式等。

（三）视网膜脱离

1. 病因与病理

视网膜中央动脉血流动力学的改变，直接影响视网膜神经内层与其本身的色素上皮层分离。视网膜脱离的种类较多，按原因分类可概括为三大类：①牵引性视网膜脱离，最常见的病因为玻璃体腔内邻近视网膜处有炎性机化膜形成挛缩将视网膜向内牵拉。②渗出性视网膜脱离与牵引性视网膜脱离同属于继发性视网膜脱离，是由视网膜与脉络膜之间出血、渗出液积聚或脉络膜肿瘤、脉络膜结核等造成。③孔源性视网膜脱离，又称原发性视网膜脱离，多发于中老年人，尤其是高度近视的患者，造成视网膜裂孔形成，也有少部分是由外伤后形成，液化的玻璃体液经裂孔至视网膜层间导致视网膜神经层与色素上皮层分离。

2. 临床表现

在临床上早期由于视网膜受到机械性牵引的刺激，可出现飞蚊症及闪光感，继而由于视网膜外层来自脉络膜毛细血管的营养受阻，视网膜功能受损，视野中出现暗区，并似有云雾遮挡，视野最先消失的部分即是视网膜脱离最早产生的部位。随着脱离面的不断加大，视野缺损的范围也相应扩大，当脱离至黄斑部时，中心视力受影响，出现视物变形。完全性视网膜脱离时，视力严重衰退至只有光感。

3. 二维声像图

视网膜脱离因程度与面积不同分为部分视网膜脱离及完全性视网膜脱离。

①部分视网膜脱离：在超声显像中显示是多样的、新鲜的视网膜脱离，常表现为纤细的光带，起源于玻璃体后的某一个面，两端与球后壁相连，其中心部位向玻璃体腔隆起，呈"C"形，也可以一端起于视盘，另一端止于球壁，转动眼球后运动幅度较大，有漂浮感。陈旧性视网膜脱离：视网膜光带回声增粗，挛缩，厚薄不均，转动眼球后运动差。

②完全性视网膜脱离，玻璃体内可见"V"形光带，下端源于视盘，上端止于锯齿缘。

4．彩色多普勒超声

彩色多普勒超声是鉴别玻璃体膜状物及视网膜脱离的主要方法之一。视网膜中央动脉是供应视网膜内层的唯一血管，它自视神经鞘内直接进入视盘，再分成若干终末支，分布于视网膜内层，所以在脱离的带状视网膜中能检测到自视盘向脱离的视网膜带状延伸的彩色血流信号，陈旧性视网膜脱离血流信号检出率较低。

5．频谱多普勒超声

应用彩色多普勒超声显像可见脱离的视网膜内检出的与视网膜中央动脉相类似的血流频谱，新鲜的视网膜脱离血流速度、阻力指数大多数无明显改变，部分可见舒张期血流速度增快，阻力指数略低。陈旧性视网膜脱离致使视网膜上中央动脉分支血管机化挛缩，供血减少，血流信号显示不清，少数检出者也为低速血流。

6．临床意义

在声像图显像中可见玻璃体内条索带状回声种类繁多，包括玻璃体脱离、视网膜脱离、脉络膜脱离及增生性纤维带状回声。根据其带状回声的形态、分布的位置及有无血管予以鉴别。对视网膜脱离的早期诊断、早期治疗以及预后至关重要。

7．鉴别诊断

与视网膜脱离相鉴别的常见疾病有玻璃体内机化膜、玻璃体后脱离、脉络膜脱离等。主要以病变的形态、回声强度、病变与眼球的固着关系、运动情况、后运动情况以及病变内部的血流情况进行鉴别。

（四）脉络膜脱离

由于脉络膜血管内皮细胞结合疏松，仅靠少量结缔组织和单层内皮细胞的窦腔连接，在外界因素的作用下，血管外压力突然下降导致血浆大量渗出，积聚于脉络膜上腔而发生脉络膜脱离。

1．病理与临床

脉络膜脱离多见于外伤性眼病或眼内手术后，也可见于巩膜炎、葡萄膜炎等炎症疾病和眼局部循环障碍性疾病。一般患者的视力下降不显著，眼底检查在周边部可发现灰褐色或棕黑色环形隆起，边缘清晰，表面的视网膜正常无脱离。脱离的脉络膜受涡静脉的影响可以被分割为大小、形态各不相同的多个局限性球形隆起。严重的脉络膜脱离可以越过涡静脉向眼球后极部发展甚至到达视神经的周围。

2．超声表现

（1）二维超声：轴位切面上可以探及至少 2 个条带状回声，一般在眼球的周边部，与眼球赤道附近的球壁回声相连。带状回声的凸面相对，其下为无回声区。类冠状切面上可以探及多个弧形带状回声，有多个点与眼球壁回声相连，形态类似"花瓣"状，即花瓣征阳性。横切面上脱离的脉络膜呈双带状回声，但可能不与球壁回声相连。

（2）多普勒超声：脱离的脉络膜上有较丰富的血流信号，呈低速动脉型血流频谱，与睫状后短动脉的血流频谱特征相同。

3．临床意义

脉络膜脱离由于一般继发于眼外伤或眼内手术，且患者一般没有显著的视力障碍，在诊断上存在一定困难。超声检查结合其特殊的形态改变和血流特点一般可以得到准确诊断，对疾病的诊断和治疗有极大的帮助。

（五）视网膜母细胞瘤

视网膜母细胞瘤为婴幼儿常见的眼内恶性肿瘤，严重危害患儿的生命和视力。平均发病年龄单眼病例为 24 个月（7 岁以上少见），双眼病例在 10 个月左右（3 岁以上少见），有家族病史者的发病年龄较单独发生的病例发病年龄早。

1．病理与临床

视网膜母细胞瘤可分为遗传型和非遗传型两类。约 40% 的病例为遗传型，其发病由合子前决定，即由患病的父母或基因携带者父母遗传所致，为常染色体显性遗传。约 60% 的病例为非遗传型，为视网膜母细胞突变所致，不遗传。少数病例（约 5%）有体细胞染色体畸变。

早期症状和体征是视力障碍和眼底改变。由于视力丧失，瞳孔开大，经瞳孔可见黄白色反光，称为"黑蒙性猫眼"。临床上以"猫眼"为视网膜母细胞瘤的早期症状。肿瘤向眼外扩展的基本途径如下：穿破角膜或巩膜后形成突出于睑裂的肿块，表面可见出血和坏死；穿破巩膜或巩膜上导管蔓延至眼眶内形成肿块，使眼球突出；沿视神经或视网膜中央动脉向眼眶内或颅内蔓延，此为最常见的扩展途径。

2．超声诊断表现

（1）二维超声表现：肿瘤形状多样，可以分为半球形、V形、不规则形等；可以表现为眼球壁的广泛增厚；可以充满整个玻璃体腔；可以为单一病灶，也可以为多发病灶。肿瘤可以位于眼球的任何部位，但以后极部病变居多，边界清晰，与周围组织之间可以准确地鉴别。

肿瘤内部回声不均匀，70%~80%的病变内可探及不规则形斑块状强回声，即"钙斑"。钙斑之后可见声影。由于肿瘤源于视网膜，受肿瘤生长的影响极易导致视网膜脱离。如果肿瘤蔓延至眶内，可在眶内发现与球内病变相延续且内回声强度一致的病变。如果肿瘤生长过程中破坏了视网膜上的血管，可以并发玻璃体积血。

（2）多普勒超声：病变内可以发现与视网膜中央动脉、中央静脉相延续的血流信号，呈树枝状广泛地分布在病变内，频谱为与视网膜中央动脉、中央静脉完全一致的动脉与静脉伴行的血流频谱。

3．鉴别诊断

本病主要需与其他同样表现为"白瞳"症状的疾病进行鉴别，如 Coats 病、原始永存玻璃体增生症、早产儿视网膜病变、先天性白内障、眼内炎等。

4．临床意义

视网膜母细胞瘤为婴幼儿眼内的恶性肿瘤，直接威胁患儿的生命安全。由于很多疾病均可表现为"白瞳"，单纯依靠裂隙灯显微镜、检眼镜检查对视网膜母细胞瘤的诊断是远远不够的。超声诊断通过对视网膜母细胞瘤形态特征和血流改变的研究，可以准确地诊断视网膜母细胞瘤。

此外，对于视网膜母细胞瘤，可以采用放射治疗、化学药物治疗、冷冻治疗和激光治疗等保存视功能的疗法，应用超声检查可以及时了解治疗后病变的大小和形态变化，血流变化等，为观察治疗效果提供参考依据。

（六）脉络膜黑色素瘤

脉络膜黑色素瘤是由恶性黑色素瘤细胞组成的肿瘤，其组织发生于脉络膜基质内的黑色素细胞上。

1. 病理与临床

临床表现与肿瘤位置和大小有密切关系。位于眼球周边部的肿瘤或体积小的肿瘤早期症状不明显；位于后极部或黄斑区的肿瘤多以视力下降、视野缺损和玻璃体内有漂浮物为就诊的主要原因。典型病例：眼底检查早期为结节状色素性肿物，由于生长在 Bruch 膜下，故生长速度缓慢；如果瘤体的增大突破 Bruch 膜和视网膜的色素上皮质，则病变沿破裂处向视网膜下生长，呈典型的蕈状病变，其表面可见斑块状橘皮样色素沉着，可以引起继发浆液性视网膜脱离。

2. 超声表现

（1）二维超声表现：肿瘤突破 Bruch 膜后所具备的典型表现，一般有如下特征。

病变为典型的蕈菇状，即头膨大，中央有缩窄区，基底较宽大，病变边界清晰。当肿瘤表面有完整的视网膜时，病变的边缘光滑。在声像图上近场回声强，接近球壁时减弱甚至消失。

病变内部回声不均匀，以中低回声为主。肿瘤边缘血管呈窦样扩张，故声像图上前缘回声强，后方回声逐渐减少，接近球壁形成无回声区，即所谓"挖空"现象。

肿瘤所在部位的脉络膜被瘤细胞浸润，形成局部脉络膜无回声区，呈盘状凹陷带，称为脉络膜凹。一般在病变的基底部、65%的患者可探及这一典型特征。

因声衰减显著，肿瘤后眼球壁及球后脂肪回声较低或缺乏回声，形成声影，用低灵敏度检查更易发现。另外，二维超声还可以显示玻璃体浑浊、继发视网膜脱离、肿瘤穿破巩膜后相邻眼眶脂肪内出现低或无回声区等继发性病变特征。

（2）多普勒超声：肿瘤的内部和肿瘤的表面均可探及丰富的血流信号。病变内可探及丰富的血流信号，呈树枝状分布在整个瘤体内，血流频谱表现为单纯动脉型血流频谱，与睫状后短动脉的血流特征相同。

3．鉴别诊断

（1）脉络膜血管瘤：血管瘤呈橘红色圆形实性病变，表面可有色素沉着。但瘤内回声均匀，为中等强度，无脉络膜凹陷和声衰减等超声特点，荧光血管造影检查与脉络膜黑色素瘤也不相同。

（2）脉络膜转移癌：为视网膜下结节状扁平隆起，边界欠整齐。内部回声缺乏变化，比较均一，其典型的边界特点为超声诊断的特征之一。

4．临床意义

对于脉络膜黑色素瘤，手术摘除不是最终的追求目标，如何能够做到既治疗肿瘤又保存患者的有用视力是眼科医疗工作者最高的追求。应用超声检查可以及时了解病变的性质、内部回声变化，准确测量病变的大小等，为保存视力治疗提供帮助。此外，对于病变内血流信号的观察数据也是了解治疗效果很好的指标。

（七）脉络膜血管瘤

脉络膜血管瘤为良性、血管性、错构性病变。大多数为海绵状血管瘤，毛细血管型血管瘤极为罕见。

1．病理与临床

临床上将脉络膜血管瘤分为孤立型和弥漫型两类。孤立型脉络膜血管瘤多发生在眼球后极部，边界清晰；弥漫型脉络膜血管瘤无明显界限，一般自锯齿缘延伸至眼球后极部，而且常伴发脑－颜面血管瘤病。

脉络膜血管瘤发生部位：如果病变发生在黄斑下方，早期可出现视力下降或单眼远视，为瘤体推顶视网膜前移所致。如果肿瘤发生在黄斑区以外的部位且未引起视网膜脱离，可以在相当长的时间内无明显临床症状。

继发性改变：脉络膜血管瘤内无明显细胞增生现象，提示脉络膜血管瘤无生长倾向或仅有缓慢生长的倾向。肿瘤病变区的变化以及临床症状的发展主要与肿瘤引起的继发性视网膜病变有关，如视网膜囊样变性、视网膜脱离和色素上皮增生等。继发性青光眼主要见于弥散性血管瘤，多认为青光眼的发生与前房角组织发育异常有关，由于发病早，可导致眼球体积增大。部分病例由于合并视网膜脱离，导致晶状体－虹膜隔位置前移、虹膜根部与房角结构前粘连所致。

2．超声表现

（1）二维超声：根据肿瘤的形态分为孤立型和弥漫型两性，其二维超声诊断特点分述如下。①孤立型：表现为眼球后极部实性病变，形态以半球形为主，病变边界清晰，内回声均匀，呈中到强回声。病变与周围组织之间界限清晰，没有显著的声衰减，无挖空征和脉络膜凹陷。部分病例可以同时伴有视网膜脱离、玻璃体积血等超声表现。②弥漫型：表现为眼球壁回声的普遍增厚，在病变的早期，如果不仔细分辨可能会漏诊或者误诊为脉络膜水肿，需要结合临床特点仔细鉴别。随着疾病的发展，可以有局限的眼球壁回声增厚，回声强度较正常脉络膜回声强，与正常脉络膜回声之间界限清晰。总体来说，病变隆起度不高，一般在 5mm 之内。

（2）多普勒超声：在病变的基底部和病变内均可探及十分丰富的血流信号，以基底部分布最为丰富，可以呈"血管池"样表现。频谱为低速动脉型血流频谱，与睫状后短动脉的血流频谱完全相同。但对病变表面的血流信号需要仔细分辨，可能为覆在肿瘤表面的视网膜血管，因此，频谱可以表现为动脉－静脉伴行的血流频谱。

3．鉴别诊断

主要与其他脉络膜实性占位病变相鉴别，如脉络膜黑色素瘤、脉络膜转移瘤、脉络膜骨瘤等。

4．临床意义

对于脉络膜血管瘤一般均可以采用激光、冷冻、放射治疗等方法消灭肿瘤，达到改善视力的目的。因此，应用超声检查可以定量测量病变的大小，应用 CDFI 可以定量测量肿瘤内的血流情况，二者相互结合对疾病治疗效果的观察有很大帮助。

（八）眼眶海绵状血管瘤

眼眶海绵状血管瘤是成年人最常见的眼眶良性肿瘤，占眶内肿瘤的10%～23%，发病女性多于男性，多单眼发病。肿瘤主要由高度扩张的窦状血管组成。肿瘤内血液淤滞，可造成血管内血栓、出血。肿瘤为圆形实性肿块，呈黯红色，切面呈海绵状，多孔。

1. 临床表现

病情发展缓慢，最初症状为渐进性眼球突出，视力一般不受影响；但若肿瘤位于视神经旁，则压迫视神经，导致视力下降或视野缺损，多数肿瘤位于眼球后方，少数可发生在鼻侧、颞侧、眶下部。

2. 超声表现

（1）在肌圆锥内可发现圆形、椭圆形高回声团块。

（2）肿物边界清晰，有包膜，少数周边可见声晕，其后均有中度声衰减。

（3）肿瘤内回声强，呈规律分布，如栅栏状，为本病特有。

（4）当肿块内血栓形成或出血时，肿块内回声不均匀。

（5）肿瘤透声中等，后壁边界可清楚看到。

（6）彩色多普勒显示，肿块内可见点状血流信号或无血流信号；脉冲多普勒检查可测到低速血流频谱。

3. 鉴别诊断

（1）神经鞘瘤、神经胶质瘤发病率较血管瘤低，声像图上多从视神经周围开始呈梭形膨大。肿物有包膜，但瘤内回声呈均匀低回声和无回声。而海绵状血管瘤回声是栅栏状强回声。

（2）炎性假瘤较多见，也好发于肌圆锥内，但该肿物多呈圆形或椭圆形低回声肿块，与视神经的关联较少。

（3）脑膜瘤超声下可见到清楚的肿物前壁回声，而后壁回声显示不清，彩色血流丰富，往往需结合 CT 检查进一步确诊。

（九）良性泪腺混合瘤

泪腺良性多形性腺瘤是最多见的泪腺良性肿瘤。因肿瘤内含有中胚叶间质成分和外胚叶上皮成分，且形态多样，又称为泪腺混合瘤。

1. 病理与临床

本病多见于成年女性，表现为眼球突出和内下方移位，眶外上方可触及硬性肿物，一般无眼睑肿胀和压痛。受病变的影响可导致眼球变形，引起屈光系统改变导致部分病例伴有视力下降。眼球向上运动受限。肿瘤大体呈圆形或椭圆形，表面常有结节，一般包膜完整。肿瘤灰白色，质脆，切面细腻。镜下可见肿瘤由分化的上皮细胞构成的大量管状结构及形态各异的细胞巢构成，散在透明样、黏液样、软骨样结构。

2. 超声诊断表现

（1）二维超声：病变呈圆形或类圆形和椭圆形，边界清晰，内回声较多，分布均匀，声衰减中等。此肿瘤多压迫局部骨质，二维超声显示病变后界明显向后突出，骨壁光滑，这是泪腺上皮性肿瘤的较典型特征，也是和其他泪腺区肿瘤鉴别的要点之一。偶尔可见肿瘤内有液化腔。线阵探头二维图像可以将睑叶和眶叶泪腺病变完整地显示，病变形态不规则，类似椭圆形，内部回声不均匀，以中强回声为主，间有小的囊样无回声区，呈压缩性阴性。

（2）多普勒超声：病变内可见较丰富的血流信号，病变的周边可探及点状、条带状血流信号。脉冲多普勒频谱分析为中速动脉型血流频谱。

3. 鉴别诊断

泪腺位于眼眶外上方，除了泪腺本身的肿瘤外，还可发生表皮样囊肿、炎性假瘤等。有时此位置的表皮样囊肿和多形性腺瘤有非常类似的二维超声图像，鉴别困难，必要时应参考 CT 图像。在超声上和此瘤类似的是海绵状血管瘤，后者很少发生于泪腺区。

泪腺炎性假瘤在超声上常显示为低回声性占位病变，一般容易鉴别。

（十）神经胶质瘤

视神经胶质瘤是发生于视神经胶质细胞的良性或低度恶性肿瘤。

1．病理与临床

多为单侧发病，病变进程缓慢，不会引起血行转移和淋巴转移。肿瘤可发生于眶内或颅内，但多起自视神经孔附近，向眼眶内或颅内发展。儿童较成人多见，位于眼眶内的肿瘤，由于肿瘤逐渐增大，导致视力下降、眼球向正前方突出、视神经水肿或萎缩等一系列视功能损害眼病。但一般视力下降多发生在眼球突出之前，眼底检查可见明显的视神经萎缩，是本病与其他肌锥内肿瘤相鉴别的重要特点。肿瘤较大的病例，眼底可见放射状条纹。如果肿瘤向颅内蔓延，可以引起视神经孔增大，眼底无明显改变。晚期肿瘤增大，眼球高度突出，由正前方变为向眼球的外下突出，可在眼眶的内上触及质地坚硬的肿块。

2．超声诊断表现

（1）二维超声：视神经呈梭形增粗，内回声较弱，增粗视神经边界回声清晰。应用线阵探头可以清晰地显示增粗的视神经的全貌，视神经呈扭曲状态，有中度声衰减。视盘回声受到肿瘤的影响可以向眼球内突出，与视神经盘水肿也有关。

（2）多普勒超声：为血流不丰富的肿瘤，部分病例可在病变内发现异常血流信号。但需与正常的视网膜中央动脉相鉴别。

3．鉴别诊断

本病为视神经源性的肿瘤，病变的位置与视神经有关。本病需要与泪腺混合瘤相鉴别。

（十一）甲状腺相关性免疫眼眶病

甲状腺相关性免疫眼眶病又称内分泌性眼外肌肌病、Graves 眼病，为甲状腺功能异常引起的以眼球突出、上睑退缩、迟落，复视和眼球运动障碍为特征的一组综合征。

1．病理与临床

甲状腺相关性免疫眼眶病可发生于甲状腺功能亢进或正常的人，患者有单侧或双侧眼球突出，结膜充血水肿，上睑退缩。二维超声或 CT 常可发现眼外肌肥大，以肌腹部为主。病变最常累及下直肌和内直肌，其他肌肉也可受累。在疾病的早期由于眼眶组织和眼外肌的水肿、炎症，眼球向各方向运动均可受限，并出现复视。在疾病的晚期眼外肌水肿消退，但纤维化改变使之失去弹性，因而向拮抗肌方向运动受限。严重者肿大的眼外肌在眶尖肌锥部压迫视神经和血管，造成恶性突眼，视力下降。组织学检查可见眼外肌的间质水肿，淋巴细胞浸润。牵拉试验阳性，手术时可见肌肉纤维化而失去弹性。在疾病的炎症期应用类固醇皮质激素及免疫抑制药治疗有效，但肥大的眼外肌多不能恢复正常的形态及运动功能。

2．超声表现

（1）二维超声：眼外肌厚度的增加为本病的主要超声表现。通过对内直肌、外直肌、上直肌和下直肌厚度的测量，将测量结果与正常参考值进行比较一般可以确诊。本病超声检查除显示眼外肌增粗外，还可显示眼上静脉增粗，急性期时可以表现为眼球筋膜囊水肿，超声检查表现为眼球后可见"T"形征，部分病例甚至可见视神经增粗。

（2）多普勒超声：增厚的眼外肌内未见异常血流信号。如果合并眼上静脉增粗，CDFI 检查可见眼上静脉的血流信号（正常人一般在眶内无法观察到眼上静脉）。

3．临床意义

甲状腺相关性免疫眼眶病是累及全眼外肌的病变。根据病变的程度、病程的长短，不同眼外肌受累的程度也不同。肌肉止端的改变与肌腹的肥大程度是一致的。在疾病的炎症期，肌腹和肌止端的水肿肥大程度较恢复期更为明显。超声检查可以作为评价眼外肌病变程度和疾病过程的方法之一。

（十二）眼内异物

1．病理与临床

眼内异物占眼外伤的 2%～6%。异物伤中最多见为金属异物，其中磁性异物占78%～90%。有些位于前房和晶状体内的异物可在裂隙灯下被直接发现，而另一些位于虹膜后睫状体附近的微小异物，穿孔伤口细小且已闭合或巩膜伤口被出血遮挡不易被发现，即使在裂隙灯下也需要仔细辨认，使用常规定位的辅助检查也存在着一定的困难。多数病例需要借助影像学检查及二维超声等方法寻找异物。

2．超声表现

（1）二维超声：位于眼球内的异物，不论异物的性质是金属还是非金属，都表现为眼内的最强回声。异物的形态不规则，内回声根据异物的性质不同而不同，但一般都比较均匀。异物之后可见声影。部分异物后的声波逐渐减弱直至消失，称为"彗尾征"。如果眼内的异物治疗不及时，可并发眼内炎症，二维超声检查可见异物周围均匀弱点状回声，运动度小。严重的病例可并发视网膜脱离和脉络膜脱离。

（2）多普勒超声：异物内没有异常血流信号，但部分病例可见"快闪伪像"。

3．临床意义

应用超声检查诊断眼内异物，对确定异物在眼内的位置有很大帮助，如异物在玻璃体内、眼球壁上等，由于超声检查可以将眼球和异物置于一个平面上，因此可以准确显示异物的位置。此外，应用超声检查可以对异物伴随的情况进行诊断，如是否合并玻璃体积血、玻璃体积脓、视网膜脱离、脉络膜脱离等。

第二节　涎腺疾病

一、解剖概要

涎腺属于外分泌腺，主要包括腮腺、颌下腺及舌下腺3对大腺体，这些腺体左右对称，均有导管与口腔相连，它们所分泌的唾液，经导管排入口腔。腮腺为涎腺中最大的腺体，大多数涎腺疾病好发于腮腺，某些疾病可同时发生于多个腺体。

腮腺位于外耳道前下方，咬肌后缘，下颌后窝内。其形状为不规则楔形，分为深叶和浅叶，浅叶是肿瘤的好发区域。腮腺前上缘向前延伸形成副腮腺，长1.5～1.8cm，宽1.0～1.2cm。腮腺导管始于腺泡腔，经润管、小叶内导管、叶间导管至主导管。

主导管从腮腺浅叶前缘发出，并穿过颊肌而开口于口腔颊黏膜，其外径约 3mm，长 5～6cm。主导管开口的体表投影位于耳屏至鼻翼根部连线的中点上。

颌下腺位于颌下三角内，呈椭圆形，大小如鸽蛋。颌下腺导管外径约 3mm，长约 5cm，从颌下腺内侧面发出，开口于舌系带外侧方、舌下肉阜。颌下腺导管开口口径较大，异物容易进入。导管走行弯曲，使异物容易滞留而形成结石。

舌下腺位于口底舌下襞下方，形态如杏仁。舌下腺有 5～15 条小导管，从腺体上缘发出，并开口于舌下皱襞上。

二、超声检查技术

（一）患者准备

涎腺超声检查前，患者不需要做准备。

（二）体位

患者取仰卧位，检查腮腺时，头部偏向对侧。检查颌下腺、舌下腺时，头部后仰，充分暴露下颌区。

（三）仪器

腮腺、颌下腺位置浅表，检查时多选用线阵探头，频率为 7.0～14.0MHz。舌下腺位置较深，特别对肥胖患者检查时，应选用低频弧形探头，频率为 3.0～5.0MHz。检查明显肿大的腺体，应加用低频率探头。

（四）检查方法

直接接触皮肤扫查，对腮腺、颌下腺进行纵切、横切及多方位扫查。检查舌下腺时，声束朝向口底，尽可能多切面扫查。

三、正常超声表现

（一）二维超声

腮腺纵切或横切时，其形态近似倒三角形。以下颌骨表面延长线为标志，把腮腺分为深叶、浅叶，浅叶边缘清晰，深叶后缘不容易完整显示。颌下腺纵切呈椭圆形，边界清晰。舌下腺形态可呈椭圆形，两侧舌下腺相连时，其形态近似马蹄形，舌下腺边界不容易完整显示。

涎腺实质为均匀高回声，略高于甲状腺的回声。涎腺的导管不易显示。副腮腺沿腺体前缘向前延伸，实质回声与腮腺一致。在腮腺周缘的淋巴结呈椭圆形或圆形低回声。

（二）彩色与频谱多普勒

涎腺实质内血流信号大多为稀疏点状分布，少数显示为条状分布。动脉血流频谱呈高阻型。

（三）涎腺测量方法及正常参考值

平行于耳廓纵切腮腺，并取其最大切面，测量上下径（长径）和左右径（厚径）。取腮腺最大横切面，测量前后径（宽径）。平行于下颌骨纵切颌下腺，并取最大切面，测量长径和厚径。舌下腺位置深，不容易完整地显示其长径和厚径，可在最大斜冠状面，测其左右径（宽径）。

腮腺长径为 5～6cm，宽径为 4～5cm，厚径为 1.5～2cm。颌下腺长径为 3～4cm，厚径为 1.5～2cm。舌下腺宽径为 1.5～2.5cm。

四、涎腺炎

涎腺炎有急性和慢性之分，前者常由细菌感染引起，后者可由急性拖延所致，也可因梗阻继发感染引起。其中以颌下腺炎最多见，与其特定的解剖及生理因素有关，因颌下腺导管行进路线较长，行走方向自下而上，颌下腺本身分泌的唾液又含有较多的黏液成分，故易导致逆行感染。

（一）超声表现

急性声像图通常表现为腺体弥散性肿大，内部回声低而不均匀，可呈混合性图像，因其为炎症浸润，故无占位性病灶，发生脓肿时，局部可见液性暗区，形态不规则，有时内可见等回声碎屑。慢性分为导管型及腺体型，导管型可见腺体导管及分枝导管扩张，有时呈节段性，而腺体型则可见整个腺体均匀增大，与周围组织分界不清，腺体回声分布不均匀，腺内有散在分布的低回声区，内部回声也可弥漫增强，常见有彗星征的光点，为微气泡所致。多伴有导管结石，有时可见导管的管状回声，后壁清晰无衰减，化脓性则呈混合性图像。

CDFI 表现为整个腺体内出现随机分布的点状血流信号，与弥漫型良性淋巴上皮病极为相似。

（二）鉴别诊断

涎腺急性炎症须与流行性腮腺炎、涎腺区淋巴结炎、周围间隙感染及涎腺区肿瘤鉴别。

五、涎腺结石

（一）病理与临床

涎腺结石，腮腺少见（约占 10%），大多数发生于颌下腺（约占 80%），多见于中青年人。涎腺结石单发或多发，位于扩张的腺导管内，常伴发涎腺炎症。小结石可无症状，大结石阻塞时，唾液淤滞，引起局部胀痛，进餐时症状加重，容易反复发作。

（二）超声表现

涎腺结石，以颌下腺多见，结石大多数为椭圆形，单发或多发。典型的结石，表现为强回声团，后方伴声影，近端腺导管扩张。

（三）鉴别诊断

涎腺结石应与腺体内钙化灶鉴别，结石位于腺导管内、伴有导管扩张，而钙化灶位于腺实质内或导管壁。

六、涎腺肥大

（一）病理和临床

涎腺肥大为一种非炎性、非免疫性、非肿瘤性的涎腺良性病变，与肥胖、糖尿病、高血压及营养代谢异常等全身性疾病有关，以中老年人多见，主要发生于腮腺，颌下腺不多见。临床表现为涎腺肿大，形态无明显改变，呈无痛性、弥散性及对称性肿大，导管口无红肿，分泌物无异常。

病理改变可见涎腮腺泡体积增大，可达正常腺泡的 2～3 倍，导管系统多无明显改变，腺小体间质无炎症细胞浸润、主要为脂肪细胞沉积。

（二）超声表现

（1）涎腺肥大多表现为腮腺双侧、对称性肿大，偶伴有颌下腺肿大。

（2）肿大的腮腺浅叶腺体边界清晰，深叶边界不清晰，颌下腺显示完整。

（3）腺体实质回声增强，分布均匀，腺导管无扩张。

（4）CDFI 显示腺体内可见少量稀疏、点状血流信号分布。

（三）鉴别诊断

涎腺肥大应与涎腺慢性炎症相鉴别，年龄、病史、症状及体征等有助于鉴别。

七、良性淋巴上皮病

（一）病理和临床

良性淋巴上皮病（又称舍格伦综合征或干燥综合征）为自身免疫性疾病。主要表现为早期淋巴细胞弥漫浸润涎腺实质（腺小叶），一般不越过小叶间的结缔组织，小叶内小导管扩张，腺小叶形态无明显改变；后期腺泡萎缩，甚至消失，可累及多对腺体。少数的良性淋巴上皮病可能发展为非霍奇金淋巴瘤。

临床上多见于中老年女性，主要表现为双侧腮腺无痛性肿大，大多数病例为弥散性肿大，少数病例为不对称局灶性肿大。触诊腺体质地较硬，表面不平。口腔干燥明显，可伴有眼干、鼻干等症状。

（二）超声表现

（1）双侧腮腺弥散性肿大，腺体内回声不均，可见散在小低回声灶，呈"网格"样分布。

（2）少数病灶表现为结节状、团块状，边界不清晰，内部回声不均匀。

（3）CDFI 显示大多数受累腺体内血流信号明显增多。

（4）颌下腺及舌下腺也可同时存在相应的超声表现。

（三）鉴别诊断

良性淋巴上皮病应注意与慢性腮腺炎相鉴别，病史、症状等有助于鉴别。

八、涎腺囊肿

（一）病理与临床

涎腺囊肿好发于舌下腺，腮腺、颌下腺少见。涎腺囊肿有以下几种类型。①潴留性黏液囊肿：囊壁有导管上皮衬里。腺导管发育异常、阻塞或狭窄使局部导管扩张而形成囊肿，囊内潴留黏液。②外渗性黏液囊肿：又称假性囊肿，囊壁主要成分是纤维结缔组织或肉芽组织。腺导管破裂、黏液外漏入组织间隙而形成此类囊肿。③淋巴上皮囊肿：囊壁内有丰富的淋巴组织，其组织发生来源尚不明确。

临床主要表现为局部无痛性肿块，质软，边界清晰。囊肿伴发感染时，肿块明显触痛。舌下腺囊肿多发生于青少年，可自行破溃，也易复发。

（二）超声表现

（1）涎腺囊肿形态多呈圆形，少数呈哑铃形，如舌下腺外渗性黏液囊肿，其两端分别位于舌下区和颌下区。

（2）囊壁薄而清楚，边界清晰，囊壁及后方伴有声增强效应。

（3）囊内呈无回声或含有稀疏细点状回声。

（4）伴发感染时，囊壁增厚，囊内可见密集细点状或絮状回声。

（三）鉴别诊断

腮腺囊肿要注意与第一鳃裂囊肿区别，后者可伴有鳃裂瘘；舌下腺囊肿要注意与口底皮样囊肿区别，后者位于口底。涎腺囊肿含有密集细点状回声时，要注意与实性肿瘤区别。

九、涎腺多形性腺瘤

（一）病理与临床

多形性腺瘤或称混合瘤是涎腺良性肿瘤中最常见的类型，好发于腮腺，其次为颌下腺，在舌下腺中罕见。混合瘤形态多呈圆形，大的瘤体也可呈分叶状，瘤体边界清晰，被纤维组织包绕。大多数瘤体呈实性，由腺样上皮和间充质组织构成，有的瘤体呈囊性病变，也可含有软骨样组织。

临床主要表现为局部无痛性、缓慢生长的肿块，多为单发。大约5%的混合瘤可发展为恶性混合瘤。

（二）超声表现

（1）大多数混合瘤的形态呈圆形或椭圆形，有的瘤体呈分叶状。

（2）瘤体边界清晰，瘤体后方组织可出现回声增强。

（3）瘤内回声多样性，可呈均质或不均质低回声，有的瘤内出现液性区或钙化灶。

（4）CDFI 显示大多数混合瘤内部，尤其体积大的瘤体常可见较丰富的血流信号，动脉血流频谱多为低阻动脉血流频谱。

（三）鉴别诊断

多形性腺瘤要注意与乳头状淋巴囊腺瘤、恶性混合瘤相鉴别。恶性混合瘤，边界不清晰，瘤内回声不均匀，伴有钙化点，瘤内动脉血流频谱为高速高阻型。

十、乳头状淋巴囊腺瘤

（一）病理与临床

在涎腺良性肿瘤中，乳头状淋巴囊腺瘤仅次于混合瘤，好发于腮腺，也可同时见于多个涎腺中。乳头状淋巴囊腺瘤起源于涎腺内上皮和淋巴组织，可呈多发性，瘤体形态呈圆形或椭圆形，有包膜。瘤体内呈囊实性，含有大小不等的囊腔，内含黏液样液体，囊壁有乳头状结构。

临床上以中老年男性多见，肿块多发生于腮腺后下极，为无痛性生长，病程缓慢，质软，无压痛。

（二）超声表现

（1）乳头状淋巴囊腺瘤瘤体的形态多呈圆形或椭圆形，少数呈分叶状。

（2）瘤体边界清晰，瘤体后方可伴有声增强效应。

（3）瘤内多呈低回声，也可见到液性区呈分隔多灶性。

（4）肿瘤可呈多发性，单个腺体或多个腺体分布。

（5）CDFI 显示实性瘤体内可见到较丰富的血流信号，以囊性为主的瘤体血供不丰富。

（三）鉴别诊断

要注意与多形性腺瘤相鉴别，乳头状淋巴囊腺瘤的特点是瘤体呈多发性、囊实性、多个涎腺分布。

十一、涎腺恶性肿瘤

（一）病理与临床

在涎腺恶性肿瘤中，黏液表皮样癌居首位，好发于腮腺；腺样囊性癌也较多见，但好发于颌下腺。黏液表皮样癌多无包膜，瘤内含有大小不等的囊腔，根据不同病理改变，可分为低度、中度和高度恶性，低度恶性黏液表皮样癌不易与良性肿瘤区别。

腺样囊性癌，呈实性，常有出血灶。

临床表现为肿块生长缓慢，病程后期肿块质硬、触痛、界限不清。

（二）超声表现

（1）恶性肿瘤，以单发为主，形态多不规则，边缘不清晰。

（2）黏液表皮样癌，以不均匀低回声多见，内可含有液性区、呈囊实性，后方可出现回声增强。

（3）腺样囊性癌，内部为不均匀低回声，后方常伴声衰减。

（4）瘤体内可见丰富血流信号，动脉血流频谱多为高速动脉血流频谱。

（5）可伴有同侧颈内静脉上段周围淋巴结肿瘤转移征象。

（三）鉴别诊断

涎腺恶性肿瘤，根据其肿块的形态、边界、回声、血供及淋巴结是否肿大，可与良性肿瘤进行鉴别，但低度恶性肿瘤容易与良性肿瘤混淆。

十二、涎腺疾病超声技术进展

X 线涎腺造影、超声检查、CT、MRI 和核素 99mTC 等检查对涎腺疾病的诊断都有一定的价值，但目前应用较多的方法是超声检查，它对囊实性病变、炎症及结石等疾病的诊断较其他影像学检查更具优势。但也有不足之处，如超声检查容易发现涎腺主导管的扩张，而对小叶间导管、末梢导管的显示则不如 X 线造影检查清晰。识别深部肿瘤与周围组织（尤其是骨组织）关系的能力逊于 CT、MRI。三维超声断层成像技术能够获得涎腺肿瘤全方位的多断层图像，有助于观察病灶边缘的浸润现象。超声造影提供了涎腺肿瘤内部更为敏感的血管灌注和分布的信息。超声引导下涎腺组织细针抽吸细胞学检查，操作简单，有助于明确诊断，其符合率可达 90%以上。但要注意的是涎腺肿瘤的组织活检可能导致肿瘤沿切割针道种植性播散。

参考文献

[1]刘艳龙，伍强，崔岩．超声诊断与治疗[M]．南昌：江西科学技术出版社，2019.

[2]李晓艳，苏小勇，杨舟．实用超声诊断学[M]．南昌：江西科学技术出版社，2019.

[3]李琳，董越，石磊．肿瘤 CT 诊断[M]．北京：科学出版社，2018.

[4]徐克，龚启勇，韩萍．医学影像学（第 8 版）[M]．北京：人民卫生出版社，2018.

[5]王金锐，周翔．腹部超声诊断学[M]．北京：人民卫生出版社，2019.

[6]谢明星，田家玮．心脏超声诊断学[M]．北京：人民卫生出版社，2019.

[7]王骏，陈峰，潘珩．医学影像技术学[M]．北京：科学出版社，2017.

[8]曹厚德．现代医学影像技术学[M]．上海：上海科学技术出版社，2016.

[9]李莉.医学影像诊断精要［M].北京：中国人口出版社，2018.

[10]刘晓云.医学影像诊断基础与技巧［M].北京：中国纺织出版社，2019.

[11]刘桂锋，于绍楠，陈琰.实用医学影像规范化诊断学［M].天津：天津科学技术出版社，2017.

[12]柳治.医学影像学诊断精要［M].哈尔滨：黑龙江科学技术出版社，2016.

[13]孟庆民，洪波，王亮，等.临床医学影像诊断技术［M].青岛：中国海洋大学出版社，2019.

[14]黄旭东.实用医学影像诊断学［M].天津：天津科学技术出版社，2020.

[15]葛艳.医学影像诊断与检查技术［M].延吉：延边大学出版社，2018.

[16]李真真.新编医学影像学诊断应用［M].南昌：江西科学技术出版社，2020.